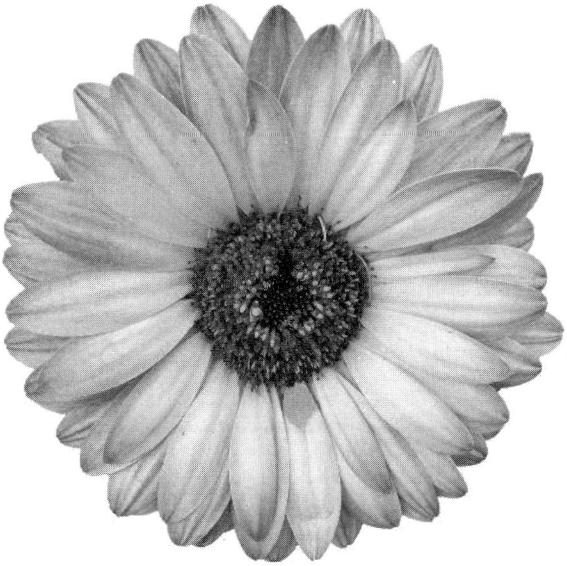

肛刚好

看协和医生
细聊“羞羞的”肠道

林国乐 著

中国轻工业出版社

图书在版编目（CIP）数据

肛刚好：看协和医生细聊“羞羞的”肠道／林国乐著.
—北京：中国轻工业出版社，2018.10
ISBN 978-7-5184-1959-3

Ⅰ.①肛… Ⅱ.①林… Ⅲ.①肛门疾病-防治 ②肠疾病
-防治Ⅳ.①R574

中国版本图书馆CIP数据核字（2018）第094946号

责任编辑：舒秀明　朱启铭
责任终审：张乃柬　　版式设计：杨　帆　　封面设计：奇文云海
插图绘制：孙蒙清　　责任监印：张京华

出版发行：中国轻工业出版社（北京东长安街6号，邮编：100740）
印　　刷：三河市万龙印装有限公司印刷
经　　销：各地新华书店
版　　次：2018年10月第1版第1次印刷
开　　本：720×1000　1/16　　印张：12.25
字　　数：150千字
书　　号：ISBN 978-7-5184-1959-3　　定价：39.80元
邮购电话：010-65241695
发行电话：010-85119835　85119793　传真：85113293
网　　址：http：//www.chlip.com.cn
Email：club@chlip.com.cn
如发现图书残缺请直接与我社邮购联系调换
171673S2X101ZBW

推荐序

植根百姓　服务人民

一个月前收到林国乐医生《肛刚好：看协和医生细聊“羞羞的”肠道》的书稿。作者以其多年临床经验为根基，通过生动的真实病例，把原本晦涩难懂的结直肠肛门外科肠道健康医学知识变得通俗易懂，平易近人。书中字里行间透露着作者的专业、专注和乐观，同时，这本书还把专业性、故事性和趣味性有机结合，可见作者思虑之周全，耗费心血之多，科普心之强烈。

拥有健康的体魄、拥有幸福的生活，这是人民群众对美好生活的向往，而学术发展的根本目的正是为了服务广大百姓。作者所在的北京协和医院始终秉承着“严谨、求精、勤奋、奉献”的协和精神，全心全意为人民健康服务。协和人无论是在治学，还是在临床方面，始终保持着严谨求精的态度，对于图书的出版也一样，要求精益求精。这种求精不仅表现在学术上的攀登，更重要的是回归到为广大人民的健康服务中，要以更适合的方式让群众了解健康知识。

书中有一句话让人感动：真正的医学，有着科学的光彩，更散发着人性的光辉，前者让我好奇，后者则让我深爱。“科学的光彩，人性的光辉”亦是对这本书最好的评价。总之，这是一本值得一看的健康科普书，亦是一部值得品读的医学故事书。时时翻阅，相信会让你受益匪浅。

北京协和医院院长
中国科学院院士
中国科协副主席
中华医学会常务副会长

自序

侠义文化是中国重要的传统文化之一，可以说源远流长，影响深广。从《春秋》《左传》到太史公的《史记》，从唐宋传奇到明清小说，从近代侠义公案小说到现代以五大家“金古黄梁温”（金庸、古龙、黄易、梁羽生、温瑞安）为代表的新派武侠小说，可以说是史不绝书，家喻户晓。侠义文化已逐渐渗入到每一个中国人的骨子里，体现了中华民族急公好义、不畏强权的集体性格。

侠义文化对我的影响颇深，从学生时代便开始接触武侠小说以及影视作品，梦想能够仗剑闯江湖，身具变化莫测的武功，有着“赵客缦胡缨，吴钩霜雪明。银鞍照白马，飒沓如流星。十步杀一人，千里不留行”（李白《侠客行》）的潇洒，去闯荡那个海阔天空、雄奇瑰丽的武侠世界。奈何武侠的世界终究是空想，如今的我，手持三寸柳叶刀，六尺手术台就是我的一片小江湖，在这里为陆陆续续到来的“江湖豪客”施以援手。狭小的手术台虽没有武侠世界的波澜壮阔，但也暗藏着瞬息万变的奇诡。20余载医馆（北京协和医院）生涯，医治病患无数，也不失为一个医者的荣耀江湖。

江湖里医派林立，仅我所在的协和医馆内，就有医者高手无数，各司其职，各有所专。相对于其他内科高手，我研究的方向比较隐晦。俗话说：“人有三急”，把好“后门”很重要。本人便精研此道，司职协和医馆外科，把控人体五谷轮回之口。“后门”一说着实不雅，由于其外形似菊，便以“菊花”称之。

生活不仅有眼前的苟且，还有“痔”和远方的田野。有“痔”不在年高，一不小心便中招。在外人看来，涉及“菊花”属于大大的不雅，但随着生活水平的提高，被人忽视的肛肠疾病尤其是肠癌“魔头”的发病率逐年上升，很多患者因为错误的认识或由于患病部位较隐私而羞于就医等原因，错过了最佳治疗时机。在我做客CCTV-2《职场健康课》节目时，深刻地体会到了这一点。现在人们对于身体健康的重视程度逐年提高，但对于准确、专业的医学科普知识却掌握得远远不够。承蒙江湖朋友的厚爱，给予我“菊花使者”的称谓。走上手术台的我，可以挥刀除恶疾，而脱下了白大褂，我也希望能为大家做些什么，若是能多谈一些正确的护“菊”知识，相信也能减少“菊花”隐疾。

这个想法萌生已久，但护“菊”知识太多、太广泛，仅仅靠一两期节目是说不透、道不明的。在这里感谢出版社的编辑朋友们，让我认识到了出书的重要性。一本书虽然内容也有限，但在书里我可以畅所欲言，大谈阔谈护“菊”知识，尽我最大的努力，给予读者有用、靠谱的科普。书中我会将临床经验真实地介绍给读者，保证阅读的乐趣，也方便读者自查自诊。

希望本书中每一个故事、每一个知识点都像一壶温酒，仰头、入喉，让读者从中得到幸福与安康。

目 录

第七章 “菊花”特烦恼，总有莫名入侵者

第八章 你需要的整肠护“菊”计划

第一章 『菊花』为什么那样红

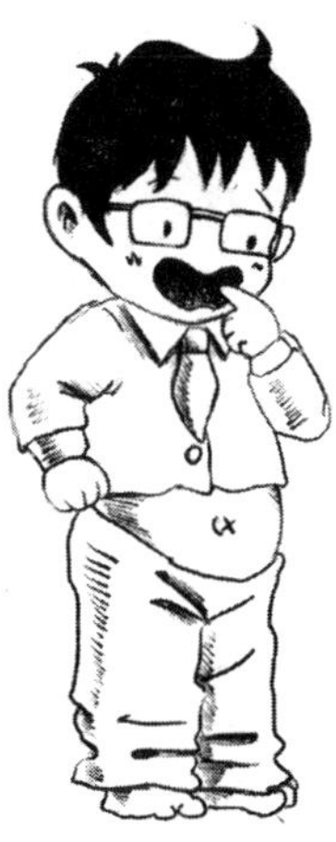

因病情需要，给一患者做直肠指检，动作已经非常轻柔了，患者还是大喊大叫，并且扭过头含着泪问我："大夫，为什么这么疼啊？"

我正准备好好安抚一下，这时患者的手机突然响了，电话彩铃恰好是郑智化的《水手》："他说风雨中这点痛算什么，擦干泪不要问为什么……"

滴血的“菊花”

1995年我从浙江医科大学临床医学系毕业之后，就来到了北京协和医院。随后的20多年里，我在协和学习深造，读完了硕士和博士，并留在协和工作，成为一名基本外科（普通外科）大夫。

知识改变命运。有时候回到老家乐清，看着满大街的“××公司”，我就会想，如果我当初不上大学，现在很可能也是一名私营企业的小老板了。

不过成为一名外科大夫，一名“掏粪工”，大家口中的“菊花林”，我并不后悔。现在，我很开心能够为患者呵护肠胃，保护“菊花”。遗憾的是，现在还有很多人不知道直肠检查和“菊花”保护的重要性，很多人找我看病时已经是大肠癌晚期了。作为一名结直肠外科大夫，每当发现这种癌症晚期的情况，我总是感到痛心疾首！

来我门诊看病的患者中，便血者占很大比例。“菊花”滴血是身体向我们发出的一个很重要的警报，它是在提醒人们：你的肠胃或者“菊”部出了问题。

但是，我国老百姓普遍对医学科普知识知之甚少。不少患者对便血毫不重视，或因部位特殊而羞于启齿，或仅凭个人经验误诊“痔疮”而延误病情，就诊时已属大肠癌晚期，令人扼腕叹息！曾经有一位老先生，有每天吃水果的习惯。这本是一件好事，但他却因为缺乏相关的知识，单纯地以为自己“菊花”滴下的血，是没消化的西瓜水，直到每天上好几次厕所，肚子疼得受不了了，他才来到我的门诊。结果显示已经是直肠癌晚期。

发现“菊花”便血怎么办？大家千万不要慌，一慌就容易出错。记得一天出门诊，一位老太太火急火燎地拿来一张手纸找我，焦急地说：“大夫，不好了，我便血了！”我定睛一看，忍俊不禁：“老太太，这纸上红色的不是血，是印着的肯德基老头！”老太太如梦初醒，说道：“哎呀，我早上出门太着急了，可能是拿错纸了……”

但是，除了上述因为惊慌造成乌龙外，如果你真的便血了，该怎么办呢？

当然是去看医生啊！

千万别上网搜资料，病急乱投医！曾经有一个小伙儿便血后上网求医问药，结果花了3万多也不见好，殊不知黑心网站的商业推广、竞价排名中骗子太多，甚至江湖郎中也能摇身变成知名专家，坑你没商量！当然，也不要因为羞于启齿，或者觉得是小毛病，生生硬扛着。还真别说，咱中国的老头老太太们特别能扛，越能扛就越悲剧。

我恨不得在我的门诊外边挂一个条幅，大号加粗地写：“‘菊花’出血，请及时就医！及时就医！及时就医！”重要的事情说3遍。

言归正传，我给大家科普一下，真正的便血大致分3种情况：

（1）鲜血便（滴血、喷血、手纸上带血）；

（2）黏液或脓血便；

（3）黑便（典型者呈柏油样）。

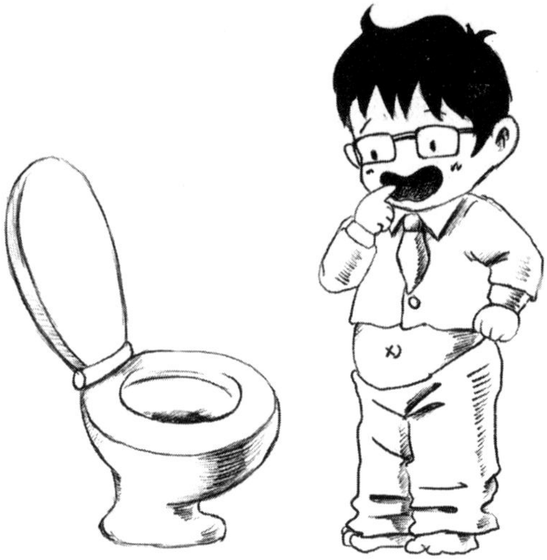

“呀！‘菊花’出血了！”

便血的原因不外乎以下几种：常见的可能是痔疮，所谓“十男九痔，十女十痔”嘛！但也有可能是大肠癌等比较严重的疾病。如果伴有肛门剧烈疼痛，还应该怀疑是否为肛裂。

总之一句话，发现便血一定要及时就医。不管在哪家医院，看病时大夫可能都会给你做个直肠指检。那么，什么是直肠指检呢？

直肠指检很简单，就是大夫戴副手套，涂上润滑剂，然后将手指伸到患者的“菊花心”里。有时，大夫还会让患者蹲一下，或者做一个解大便的动作，这样手指就可以触及更深的位置。手指进去以后，大夫会360度无死角地触摸一番，这样就可以大致了解有无痔疮、直肠息肉、直肠癌等病变了。

你可能会说：“这多不好意思啊！这多难受啊！”

CCTV-2《职场健康课》节目曾做过一个街访，采访对象大多是年轻人。10多位受访者中，只有一位表示愿意接受直肠指检，而这位“唯一”，还是位40多岁的女士。一贯标榜“独立开放”的年轻人，却没有人愿意做直肠指检，我对此只能感到淡淡的无奈。

我们中国人患的直肠癌，大约有75%仅通过直肠指检便可摸到。而直肠癌误诊的病例中，大概有85%的人压根没有做过直肠指检。因为“不好意思”“难受”而逃过直肠检查的患者，等到癌症晚期的时候他们肯定肠子都要悔青了。可是，到那时除了默默流泪到天明，他们还能有什么办法呢?

言归正传，“菊花”滴血，到底咋办?答案是：看情况。

如果你被诊断为痔疮、肛裂等疾病，那么恭喜你，你不用太紧张，可以保守治疗为主，重在预防。如果被诊断为肠炎、肠溃疡等疾病，那么最好到消化内科进行系统的治疗。如果你真“中奖”了，不幸得了大肠癌，那么也不要害怕，肠癌早诊早治效果佳，目前倡导以手术为主的综合治疗，重规范、有微创。

现在人们的物质条件越来越好，生活水平越来越高，可是我们仍然谈癌色变。对于很多家庭来说，“辛辛苦苦几十年，一癌回到解放前”。不过这还算好的，那些癌症晚期伴随远处内脏转移的患者，身处在无尽的黑暗深渊，忍受着病痛没日没夜的折磨，生存的希望很渺茫。

北京协和医院代表了我国医疗的最高水平，因此协和急诊也经常接到一些别的医院不敢收而推过来的棘手病例。“我们治不了，你去协和吧”，这既是他们经常说的，也是患者家属乐于接受的借口，因为在国内，协和不可能再往别处推了，渐渐地，“去协和”成了患者的最后一根救命稻草，而协和也成了一家“来者不拒”的医院……

患者来到医院是为了活命，为了健康，然而即使在最好的医疗条件下，也并不是每个患者都那么幸运。在此，我想起2015年年底我的封刀之作：一个疑难重症病例。

患者是一名中年女性，罹患系统性红斑狼疮，接受了8年的糖皮质激素治疗，继发腹腔结核，回肠穿孔居然多达8处，腹腔内积存了大约1500毫升肠内容物，血红蛋白仅有50克/升（正常120克/升左右），还伴感染性休克。接诊那晚，医院的内科、外科、麻醉科、ICU（重症监护室）等多科协作，为患者及时实施了手术，费了九牛二虎之力总算把患者从鬼门关拉了回来……

可惜好景不长，术后没过几天，患者还是由于全身多脏器衰竭、凝血功能障碍、并发脑出血而再一次危在旦夕，在还剩一口气的时候被家属拉回了家。

记得第一次从ICU转到普通病房后，患者突发状况，出现呼吸困难，家属征求患者的意见，当时患者已说不出话，但还是既坚定又颤抖地用笔在纸上写下“出院回家，回家，家”……但家属没有遵循她本人的意愿，还是决定插上气管插管，全力抢救。直到患者奄奄一息时，家属才同意放弃治疗，遂了患者的心愿。

医院是一个交织着希望与绝望的地方——每天有婴儿出生，有患者康复出院，但每天也有人离世，有失去亲人的家属撕心痛哭。当了20多年医生，每当得知患者去世，我的心里总会怅然若失。作为医生，我很清楚，世界上最遥远的距离就是生与死的距离，而不是我站在你面前，你却不知道我爱你。

死是人生的必然归宿。有人把人的一生比作北京地铁一号线：途经国贸，留恋繁华熙攘、比肩继踵；到了天安门，幻想指点江山、杖节把钺；路过金融街，梦想堆金叠玉、富可敌国；经过玉泉路，依然雄心勃勃……这时有个声音飘然入耳：“乘客您好，八宝山到了！”顿时醒悟：人生苦短，总会到站！

可是没有人愿意死，人人都想向天再借五百年。

我们活着，要充分享受人生的过程。但人生怎可能尽如人意，谁不曾有过头疼脑热，受过疾病的折磨？可很多时候本不必至此，很多病是可以预防的，即便患病，也可早发现早治疗。

有花堪折直须折，莫待无花空折枝。同样的道理，大家一旦发现“菊花”滴血，灿烂开放了，不管是什么颜色的，一定要及时就医，别拖着，否则一切都可能来不及，到那时再后悔也无济于事了。

那一场“肠”花“血”月的事

身体不适，一定要及时就医，这是我作为大夫给大家最真挚的忠告。但是在绝大多数人的观念中，有些病不是去了医院就能立刻好的，甚至还有些病就是不去医院也会好，例如感冒。

关于感冒的治疗，网上有个流行的说法：感冒了，去看医生拿了药吃，7天就好了；自己在家注意休息，多喝水，1周也就好了。

这种说法无可厚非，但它更多的只是外行人的调侃，感冒是没有特效药，但不去看医生，你又凭什么断定自己只是感冒呢？凭经验？凭网络传言？我们心里都明白不是所有的病都可以这么草率对待的。可是现实生活中人们却偏偏如此大意。当身体上很多其他的不舒服也被人们当成感冒一样对待时，那就大错特错、为时已晚了。

以肠炎为例，大多数人遇到肚子疼，同时还伴随着腹泻、便血的情况，通常的做法就是忍，“可能是吃的不对付了，忍一忍就过去了。没必要大惊小怪，非去医院不可，去医院多费钱啊，还不如省下来多吃几顿好吃的……”这是很多人面对腹痛、腹泻等不适症状时的心态。

甚至有一次我从朋友那里听到“虽然肠炎疼起来要人命，但是它不算一种病”这样想当然的言论。肠炎是一种常见病，设想一下这样的场景：你某一顿晚饭吃了很多香辣小龙虾，加之兴致很好，多喝了两杯酒，第二天早起小腹不适，急着冲向洗手间……这并不是天方夜谭，反而是很多人都经历过的情况，它正是由肠道炎症引发的腹泻，不过大家都不会在意。别人看你脸色不好问起来，你甚至会不以为然地说：“没事儿，不小心吃坏肚子了，喝点热水就好了。”

似乎这是个热水能治百病的时代，网上有一个段子：如果你是个有女朋友的小伙子，她跟你说肚子不舒服，你一个劲儿地回答：“宝贝儿，多喝点水”，那么你很可能会失去她。同样，如果你也这样简单粗暴地对待自己的肠胃，你也很可能会失去它。

在一个春风沉醉的晚上，我连续做了4台结直肠肿瘤切除手术之后，单手扶着我的老腰在洗漱间冲澡，心想：终于成功完成了4台手术，这下我可以好好地休息了。等回到家，我一定要舒舒服服地以标准的“北京瘫”姿势躺在沙发上，享受这春光灿烂的日子。

我到了家，任性地坐在沙发上，屁股还没焐热呢，就接到了医院打来的电话：“林医生，您快来一趟，急诊接了一位重症患者，需要立刻手术。”

我来不及和空气中弥漫着的花香告别，便火速返回医院。值班的护士说：“林医生，这是一位重症炎性肠病的患者。”

我接过护士递过来的病历：患者，男，18岁，慢性炎症性肠病——克罗恩病。腹腔穿刺术抽出粪样物，确诊为肠穿孔。

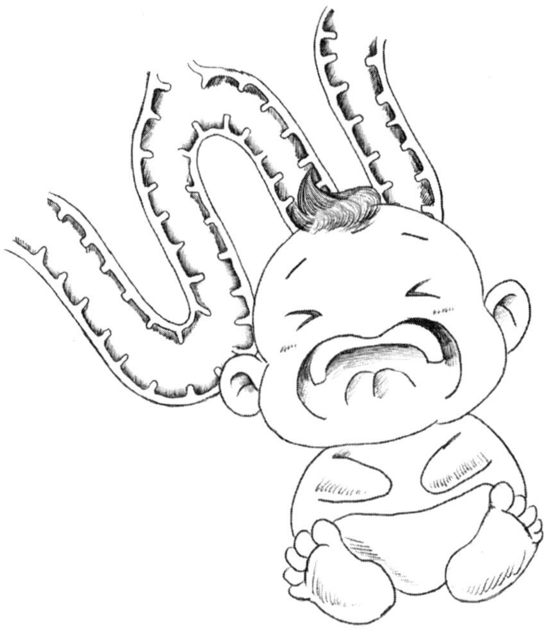

肠穿孔之痛

“今天突然腹痛、高烧，一天血便多达25次，现在停止排气排便了，社区医院确诊是肠穿孔，一看情况不妙，就立刻通知家长转院，到了咱们这儿来。”

“走，看看患者去。”

我疾走在熟悉得不能再熟悉的病房走廊上，患者的情况让我神经绷紧，一天的困乏也被赶跑了。快到病房16床时，我远远地望过去，感觉床上好像只有被子，我问护士：“患者确定是躺在病床上吗？”护士点点头。

等到走近病床一看，我竟然不敢相信自己的眼睛，十七八岁的大小伙子瘦骨嶙峋，愁眉紧锁，疼得龇牙咧嘴，这哪里还是祖国的花朵、八九点钟的太阳？分明是一个刚从黑煤窑里逃出来的童工！

守在床边的家属自动退到一旁，我俯身观察，患者痛苦地蜷缩在床沿，面色煞白。

我轻声问："孩子，很疼是不是？放松一下，叔叔来给你做个检查。"

肠穿孔的确诊并不难，有经验的临床医生通过问诊和查体就能断定。我把手轻轻按在他的肚子上，腹部有明显的紧张感，犹如一块木板一样，稍微一用力，那孩子便发出痛苦的呻吟声。我进一步俯身，焐热听诊器后将它放在孩子的肚子上，耐心听了两三分钟，发现肚子静悄悄，肠鸣音已经消失。有慢性炎性肠病——克罗恩病病史，突发剧烈腹痛，高烧，板状腹，肠鸣音消失，几乎可以确定是肠穿孔了。

"现在患者情况危急，必须马上进行手术，否则可能有性命之危。小张，你去通知手术室做准备。"我对随行的值班住院医生说。

一直站在旁边的患者家属不淡定了："林医生，怎么还需要手术啊，你们协和不是最牛的医院吗？我家孩子来的路上最疼了，现在看起来已经好多了，再吃点药输几天液不就行了吗？这孩子马上就要高考了，一分一秒也耽误不起啊！"

肠穿孔初期，患者会疼得生不如死，穿孔发生后1~4个小时疼痛又会明显减轻，但是会出现腹胀、腹水等症状。

还没等我开口，看不过去的护士妹妹高声说了句："都到这个时候了，孩子命重要还是高考重要？"

打扮得体的中年妇女不说话了，她绝望地看了一眼床上疼得满头大汗的孩子，最后咬着牙恨恨地说："做吧做吧！你这孩子怎么就这么不让人省心呢！"

这时，一直闭着眼睛的孩子眼睫毛动了动，他哭了，一行泪顺着他的眼角流下，涂到惨白的脸上、枕头上。不知道他是疼哭的还是听了母亲的话哭了，这可怜的孩子。

在家长签署手术知情同意书后，我们立刻为患者实施了手术，打开患者的肚子时，腹腔内挤压的气体喷薄而出，仔细一看，我们几个医生惊呆了，小肠大面积穿孔。

我的助手主治医生问："林老师，这孩子的肠子都烂成这样了，还有修复的可能性吗？这副'酒囊饭袋'怕是不能要了吧！"

"没错，小肠大面积穿孔，已经没有修补的价值了，因为即使修补了，也很容易再穿孔，而且还容易导致肠道狭窄而诱发术后肠梗阻，为了挽留患者的生命和避免术后肠道狭窄，现在手术切除是唯一的选择。但是我们一定要尽一切努力，为这小孩保留一米以上的小肠，保证日后营养的吸收，避免术后小肠不够长而导致短肠综合征。"

"可是这孩子才18岁，人生刚刚开始，就要遭这么大的罪，怪让人心疼的。不过小肠部分切除对他来说已是最好的选择，能修补自然最好，但是不能修补的时候，放弃旧的是为了更好地前行，人生哪有不遭罪的。林医生您也看到了，患者肠穿孔漏到内脏的全是油油的肉糜，听孩子的母亲说，这孩子整天喜欢吃麻辣烫，麻辣小龙虾，烤羊肉串……天天吃这些不健康食物，这能不生病吗？"

让小张这么一说，我的肚子叫得更厉害了，下班后还没来得及吃饭就被护士一个电话叫回来了，站在手术台前的我饥肠辘辘，不停地发出叫声，是真的饿啊！

"别说了，你越说我越饿……小张快去向家属交代病情，根据术中情况签署同意肠切除的手术同意书，完了我们赶快给这孩子把坏掉的肠子切了，做好肠子和肠子的吻合，再用足量温生理盐水把腹腔冲洗干净，咱们的任务就告一段落了。”我扭头对住院医生小张说。

小张下手术台后揉揉眼，用手使劲儿地拍了拍自己脸，用这个办法让自己提神，我看着就心疼，住院医生们真的很不容易，值夜班的时候要保持高度的清醒，换药、查房、巡检都要亲自操作，还要应付各种突发状况，女孩子当外科医生更是不容易。

“跟家属好好说，毕竟切除大部分小肠不是个小手术，但是你一定要讲明这是必要的。说清楚，只是切除必要的溃烂的小肠，缝合后小肠够用的话患者与常人无异，不影响正常生活，省的家属太担心、犹犹豫豫不签字。耽误手术，就是耽误患者的生命！”

10分钟后，小张拿着手术同意书，垂头丧气地回来了，她愤愤地说：“林老师，我就没见过这么不负责任的家长，没见过这么迂腐的母亲，好说歹说她就是不签，说这么大的事儿，自己做不了主，一定要等她老公来了再说。她还说我只是个住院小医生，让您亲自去跟她谈。”

我无奈地脱掉手套，接过手术同意书。走出手术室，我摘下口罩，来到谈话间。中年女子涕泗横流，不顾形象地扑上来：“林医生，我儿子的肠子一定要切除吗？这么大的事情我可做不了主，等孩子爸来吧……他来了一定会怪我没有看好孩子……”

看到伤心的家长，我也很难过。我这个人平时脾气比较急，但面对患者和家属从来不敢乱发脾气。作为医生除了治病救人，更重要的是安抚患者和患者家属的心灵，减轻他们的心理负担，这对患者的康复有很大的好处。

我苦笑着说："孩子就躺在手术台上，我们等得起，但是孩子等不起，请你相信一点：医院提供的治疗方案一定是最有利于患者的，等孩子爸来了还是这个方案，所以，您还是尽快把手术同意书签了吧！"

女人哽咽着，颤颤巍巍地签了手术同意书。我回到手术间，重新刷手上台，亲手为那孩子切除了那段溃烂穿孔的小肠……谢天谢地，手术顺利，患者术后麻醉恢复良好，被护士推出手术室，转移到普通病房，接受进一步的观察、治疗。

奇怪的是，当我们走出手术室门口时，居然没有一个家属出来迎接患者，护士妹妹叹息说："真没有见过这样不负责任的家长，这孩子真可怜。"

我累得只想瘫躺在地上，硬撑着才让自己站住了，加上白天4台手术，我今天已经做了5台手术，现在完全感觉不到腰的存在，只觉得身上有块地方又酸又麻，快要掉下来似的，那酸爽，我当时怀疑自己一定是长了个假腰。

"林老师，辛苦了。我听您肚子一直叫，您不会还没有吃晚饭吧，一会儿洗完澡，我请您去深夜食堂吃一顿。"助手主治医生关心地说。

"谢谢了，不过这么晚了，不能在外面吃，更不能多吃，否则容易闹出肠炎的。肠炎又容易诱发消化道出血，消化道出血有时还难以被发现，它虽有偶尔的肚子疼、黑便这两个明显的特征，但很多人不把它当回事。我的精神紧张了一天，条件反射般地给助手主治医生上起了课，“所以，我还是回家煮一碗清汤面吧，改天有机会了我请你吃。”

“您说的对，我记得书上讲过，上消化道或小肠出血在肠腔内停留的时间较长，当红细胞破坏后，血红蛋白在肠道内与硫化物结合形成硫化亚铁，使粪便呈黑色，且大便表面还因为附有黏液而发亮，类似柏油，所以观察大便颜色也可预判疾病。”助手以为我要考他，抢着回答道。

“消化道出血，如果是一般的消化道疾病，比如食管炎、胃炎、肠炎等可以接受传统治疗，保养为主，只要注意身体，再怎么也不至于成为今天这孩子这样。可惜人们特别容易忽视肠道健康啊！”

酒肉穿肠过，难免不中招

在手术室澡堂上上下下一通冲洗，总算洗去身上的异味。更衣后，我神清气爽地站在医院的走廊里，听见一向安静的走廊传出一阵争吵声，而且越来越大。我转头望去，一男一女正向手术室这边走来，一边走一边吵。

这女人正是刚刚手术患者的母亲。

还没等我上前制止他们，女人看到了我，急忙走过来，问道："林医生，我儿子怎么样了？"

男人也跟在女人身后，眯着眼睛等着我的回答，他身上还带着一股浓浓的酒味儿，熏得人头疼，想必眼前的男人就是孩子的父亲吧。

"你们放心，手术非常成功，孩子已被护士推回病房，等待进一步观察、治疗。"

我说完后，男人和女人面面相觑。不一会儿，女人扯着尖细的大嗓门，委屈地说："我就说孩子会没事儿吧，别一上来就指责我，你摸着良心问问自己，你为这个家付出过多少？一年365天，你才在家里待了几天？"

男人醉醺醺地说："你少给我嚷嚷，我在外面累死累活的，又是喝酒又是赔笑脸，不就是为了让这个家更好吗？什么也不用你干，反而你连儿子都照顾不好，怎么当妈的，你还有脸指责我？"

两个人的声音一浪高过一浪，我连忙制止："两位，这里是医院，大晚上的，所有的患者都需要休息，请你们小声点儿，不要打扰了其他人休息。有什么话咱们好好说。"我笑了起来，眼睛眯成一条缝。

两个人都不说话了，互相狠狠地瞪着对方，谁也不说去病房看一眼刚做好手术的孩子……突然，女人的眼睛亮了起来，似乎想到了什么，她问："林医生，我儿子多久能出院？"

"如果恢复得好的话，一两个星期就能出院。出院后好好休养，大概一个多月就能康复，接着还要去消化内科门诊继续治疗。"

"这么慢……还有不到两个月的时间他就要参加高考了，别因为这个病耽误了人生大事儿，你说说我孩子怎么就这么倒霉呢？从小到大没有生过病，一直是班里的学霸，关键时刻却给我掉链子……"女人话锋一转，伸出食指指着男人就是一顿低吼："是不是你在外面做了什么缺德事儿，报应到儿子身上来了？"

男人大手一挥，拨开女人的手指，不屑地说："别嚷嚷了，还嫌不够丢人么？我早跟你说过，不要把儿子逼得太紧。现在好了，孩子生病得遭多大的罪，你这个当妈的咋就不知道心疼呢？高考算什么，今年考不成来年可以再考，儿子的身体最重要！"

我听罢，不知道该点头还是摇头，尴尬地瞥了下女人。

男人说完转头就走了，女人赶紧跟了上去，我在后面还能听到她小声地嘀咕……真不是我愿意听他们吵架，实在是因为刚才他们两个人把走廊堵得死死的，我出不去！

第二天，患者醒来了，他的父母都陪在床前。我去查房时，男孩一言不发地躺在床上，他气色尚好，暂时没发现肠道出血、高烧、伤口感染等并发症，并且已经排气——正常放屁了，术后恢复特别好。我不得不感叹，年轻就是好。

不过不管我问什么，他都不愿意开口说话，他妈妈在一旁，手里拎着一个保温桶，满脸期待地说："宝贝儿，一会儿喝点王阿姨给你炖的鸡汤，赶快恢复身体，给妈考个状元回来！"

我立刻制止："护士不是已经嘱咐过嘛，术后不能擅自进食！术后一周内肠道功能恢复了，只能喝点水或者吃少量流食，千万不能喝油腻的汤，吃辛辣刺激性食物！家属一定要遵医嘱，否则遭罪的只能是患者。"

女人低下头不说话，男人黑着脸站在一旁。想必孩子也被父母折腾得够呛，到现在一句话也不愿意说。我特别抽出时间，跟男孩的父母谈了谈。

原来，男孩的父母20年前来北京做生意发了财，就买了房子定居北京。很快儿子出生了，他们两个决心好好培养儿子，不能像他们自己那样初中都没毕业，将来还得辛苦地出来跑买卖。男人出门做生意挣钱，女人在家带儿子，这无可非议，但两口子对待儿子极为苛刻，每次考试必须满分，差一分都得受罚。孩子也争气，没有辜负他们的期望，年年第一，可是跟他们的交流却越来越少……我也为人父母，经过一番谈心，他们表示意识到了自己的错误，决定不再那么逼孩子了。

两天后，护士长和男孩的父母同时找到我，说男孩术后至今一言未发。医者仁心，好医生不仅要治病还要医心，作为一个医生，最重要的是仁心，其次才是医术。我来到病房，颇有架势地屏退左右，坐在男孩的病床边，拉上了帘子，小小的空间里，只剩下我和男孩。

“感觉好些了吗？听说你几天都没有说话，你是我的患者，我很担心你，医院也很担心你。不说话是不是身体有什么不舒服，跟叔叔聊两句行吗？”

男孩认真地看着我，他的眼睛深邃而清澈，像一汪不见底的湖水，从他的眼神里我看出他一定有心事儿。

“我很好，就是很烦他们叽叽喳喳。”男孩突然开口，我明白，他口中的“他们”，指的是他的爸爸妈妈。

“傻孩子，爸爸妈妈是为了你好，可能他们的方式有问题，但是不至于不理他们吧？”

“他们为我好才怪，他们是为了自己的面子。不然，我一开始生病的时候他们在哪里？尤其是我妈，去年我说我肚子疼，她说我是装的！”

“叔叔看过你的病历，知道一开始你得了轻微的慢性肠炎，后来是炎性肠病——克罗恩病，它们会引起疼痛、出血、直肠流脓和黏液。你自己生过病，自然最清楚，慢性直肠炎可以维持一段或长或短的时间，那你有没有出现过便秘与腹泻交替，便中含有黏液及血丝？或者大便时肛门灼痛，肛门周围表皮脱落，有时成裂口发痒？或者下腹部胀满不适、食欲不振、体重减轻、全身不适等症状？肯定有吧！可是这些症状别人不能用眼睛直接观察到啊！你妈妈以为你没有大碍也情有可原是不是？”

“我才不会原谅她，我忍受着这么长时间、反反复复的腹痛、腹泻，经常吃不下饭，严重的时候确实是会有您说的黏液便，有时候拉出来还和水一样，可她那时候在干吗？她就会坚持让我去上补习课……好狠的心……”

“叔叔知道你学习特别好，成绩优异，即使不上乱七八糟的补习课，你也会是一名好学生。如果你真的受不了，一定要和妈妈好好沟通，消极抵抗是不对的，害人害己。叔叔给你做手术时，在你的肚子里发现了未消化的麻辣烫，小龙虾，还有一股子酒味儿，是不良的饮食习惯造成了你最终的肠穿孔，这就不能怪你爸爸妈妈了吧？”

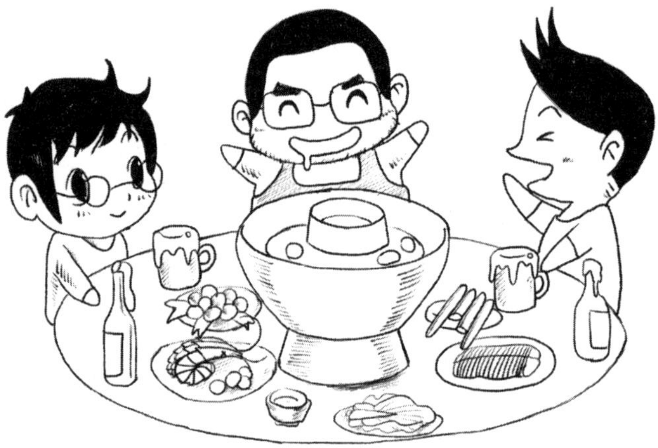

酒肉穿肠过，难免不中招

“您知道吗？我正是因为一直过度疲劳、营养不良，才得了该死的肠炎，如果不是他们处处逼着我，我至于沦落到今天吗？反正我不会原谅他们的。我喝酒撸串是为了排遣心中的压抑，高考压力那么大，他们又管得那么紧，好像我不考个状元回来就对不起他们似的，如果不找个方式放松一下，我会被逼疯的！”

“叔叔也参加过高考，作为过来人，我理解你。你爸妈没有读过多少书，吃尽了没有文化的苦，他们不想你将来再受苦，可能也有做得不对的地方，但是他们始终以你为荣。其实你的炎性肠病经过治疗好转了，这次灾难性的肠穿孔，全是因为你瞒着父母恣意地喝酒吃肉，大量地吃刺激性食物造成的……”

男孩的嘴巴动了动，眼眶也红了，他哽咽着说：“我错了……”

谈心有了显著的成效，我脸上乐开了花：“叔叔知道你是个好孩子，也知道马上要高考的你压力有多大，叔叔家里有个上初中的女儿，每天也是各种补习班，回家还要做很多很多作业。但是你不要有太大压力，尽力而为就好，长期的精神紧张，压力过大，也会得肠炎的。有了好身体，才能好好学习……”

“唉……眼看着就要高考了，我却生病了，不知道这次考试会不会失手……要是高考失败了，我妈会疯的……”

“傻孩子，高考失利，你妈妈不会怎么样，你身体要有什么事儿，你妈妈可能真的会发疯。高考虽然重要，但是功夫在平时，相信你该掌握的知识平时已经学会了，这段时间你就当是养精蓄锐了，叔叔相信你，也等着你的好消息。退一万步讲，真的失败了，大不了从头再来嘛！”

“嘿嘿……谢谢您林叔叔，我想开了。”

男孩露出了住院以来的第一次笑容，我心里的石头总算放下了。他恢复得很好，又过了一周，他出院那天，我特意去看他。

“小伙子，你得的是克罗恩病并发肠穿孔，出院后需要休息一段时间，注意劳逸结合，不要过于劳累。注意衣着冷暖适度。等能够下床了，适当进行体育锻炼，可以增强体质。进食一定要选择柔软、易消化、富有营养和足够热量的食物。宜少食多餐，补充多种维生素，不要吃生、冷、油腻及多纤维素的食物。千万不要喝酒抽烟，不要吃辛辣食品、牛奶和乳制品。”

话说到这儿，男孩不好意思地看了我一眼，我没有把他偷偷喝酒这件事告诉他父母，相信他以后也不会再酗酒了。

“还有，千万注意食品卫生，避免肠道感染再次诱发肠炎、消化道出血，甚至再次肠穿孔。最重要的是平时要保持心情舒畅，避免精神刺激，解除各种精神压力。出院以后还要到消化内科继续治疗，控制疾病、避免复发。最后叔叔祝你早日康复，也祝你高考马到成功！”

晚上回到家，女儿正在小台灯底下写作业。她见我回来了，打了一个招呼，继续认真地写作业。我的丁香姑娘真的很辛苦，现在的小孩子比大人还要累，哪像我小时候，放了学把书包往家里一扔，什么也不用管，就是玩。

人生路啊，美梦似路长。难得晚上没什么事儿，有时间陪女儿，我手里拿着平板电脑坐在女儿身旁，陪她写作业，感受着什么叫作岁月静好。养儿育女，不求孩子完美，不用为我争脸，更不用帮我养老，只要这个生命健康地存在，在这个美丽的世界走上一遍，让我有机会与她同行一段，我就非常知足了……

直肠息肉——岁月静好的拦路虎

我一如往常地点开好大夫在线APP，工作之余，继续为患者答疑解惑。

首先弹跳出来的是一位叫秀秀的患者的咨询，她一年前曾因为便秘、便血和腹痛，在网上咨询过我直肠炎等相关疾病，这一次她又来提问。

“林医生您好，谢谢您上一次的解答，不过我实在工作太忙了，就没有按照您的建议去做结肠镜检查，吃了点消炎药，好多了。以后每当特别不舒服，我就会吃消炎药。一年过去了，我的身体越来越差了，经常性的便秘，每次必定出血，大便之后，肛门有坠胀感。我上网查过，可能是直肠癌，林医生希望您能看到我的提问，告诉我该怎么办？”

看到消息后，我立刻回复她：“请到医院基本外科或者肛肠专科做相关检查，最好做一个结肠镜，里面有什么情况会一目了然。”

没想到，这名自称秀秀的网友立即回复了我的信息：“林医生，没想到您在线，回复得这样及时，谢谢您。我目前在北京工作，我可以挂您门诊的号吗？什么时候去？林医生我很担心我得了直肠癌，我还很年轻，求您一定帮我看看。”

可见她已经很害怕了。既然她人在北京，来挂我的号也方便，我回复她：“我明天出门诊，你可以直接来协和挂号，实在挂不上我也可以给你加号。你到了之后直接到外科门诊诊室找我，先用身份证办张就诊卡，而且一定要早，不要错过短暂的加号时间。”

第二天出门诊，一上午看了45个患者，只觉得腰酸背痛，食指又酸又麻。给最后一个患者检查完，正打算去吃饭，犒劳一下自己，我的手机上弹出一条信息。

“林医生，我是秀秀，不好意思我来晚了，您下班了吗？”

虽然她已错过上午的门诊时间，但我也真的关切她的病情，而且也不想辜负患者对我如此的信任。所以，我还是给她加了一个下午的号，让她下午1点半到我的门诊来。下午1点多，一个20多岁的女孩儿拿着号出现在我门诊，她高高瘦瘦的，脸色苍白，黑眼圈很重，如果胖一点，就能跟国宝媲美了。

她一见我，激动地说：“林医生，我是秀秀，您一定要救救我，我还很年轻，我……”

我打断了她：“身体不适不要胡思乱想，一定要及时就医，你也不要这么担心，做个结肠镜检查，看看什么情况。对了，一年前你在网上咨询时，我建议你做一个结肠镜检查，为什么那时没有做？”

她之前说过因为工作忙，但这么敷衍的理由我才不信呢！

秀秀低下了头，小声说：“听说做结肠镜很疼，我怕疼就没做……我也曾想过预约一个无痛肠镜，可是预约无痛肠镜需要等至少两个月，甚至半年，等的时间太长了，我就没有去了……林医生，我知道我错了……”

“你不是错了，你是对自己的健康不负责。罗马不是一天建成的，重大疾病也不是一两天形成的，早发现早治疗，等到积重难返你后悔也来不及了。”我已经数不清她是第几个因为怕疼而不愿意做结肠镜的患者了。

不过这次的结肠镜，她必须得做。为了缓解她的恐惧，我耐心地解释道：“结肠镜检查就是把镜子从肛门送到肠子里头去，是否疼痛取决于两个因素，一是大夫操作技术是否娴熟，二是你是否配合得好。”

秀秀小鸡啄米似的点头：“林医生，我一定会放松精神，好好配合检查的！”

我心想：孺子可教也！如果有便血、腹痛等消化道症状的患者都能像这样配合，每一两年做一次结肠镜检查，我国的大肠癌发病率肯定会降低的。

“另外，至于技术娴熟与否，一点在于做结肠镜的大夫，还有一点就是往里送镜子的护士，她如果在送的过程中手法很熟练，患者一般也不会太疼。所以，有经验的大夫和护士给你做结肠镜，应该没有你想象中的那样痛苦，一般是可以忍受的，不一定非要做无痛肠镜。协和的医生和护士都很有经验，可以有效减轻疼痛。”

秀秀的眼神儿亮了：“林医生，协和医院的无痛肠镜需要等多久？”

我摆了摆手说：“别打无痛肠镜的主意了，我们医院约一个无痛肠镜检查也需要很长时间。如果已经发生大肠癌了，就等不起了。”

“哦……那就做一般的结肠镜吧……”

“所谓无痛肠镜其实就是在麻醉状态下做结肠镜，而且是全身麻醉，你要经历麻醉的风险。疼痛本身也是一种保护，你睡着了感觉不到疼痛了，那么操作过程中如果发生穿孔都毫无知觉呢。”

其实结肠镜筛查的目的，除了早期发现大肠癌以外，另一个就是早期发现和处理大肠息肉。因为70%以上的大肠癌，都是从一个小息肉慢慢发展演变而来的。那么如果在没有症状的情况下我们做结肠镜的时候发现了这些小息肉，及时把它们切掉，就可以把大肠癌扼杀在摇篮当中。但是正如我开篇所说，我国的老头老太太们却特别能忍，不舒服了总是熬到不能再熬了，出现非常明显的症状了，比如便血、体重下降等再去查，到那个时候多数患者的癌症已经比较厉害了，可能已经是3期、4期了。这时候发现晚了不说，治疗效果也不好。

现在大肠癌的发病率越来越高了，患者也趋于低龄化。所以我特别要奉劝年轻人，体检时，不要因为害羞而忽略直肠指检，也不要因为怕疼省略了必要的结肠镜检查。一定要遵从医嘱，防患于未然。

不检查不要紧，一检查就有重大发现。通过结肠镜检查，我们在秀秀的肠道里发现两枚息肉，大的有鸡蛋那么大，小的犹如一粒葡萄。很快，我为秀秀安排了住院手术，采用非常微创的经肛门内镜显微手术，成功切除了两枚直肠息肉。

秀秀出院时，还特意送给我一面锦旗，感谢我及时切除她体内的肿瘤性息肉，帮她预防了大肠癌。这一点我不敢当，治病救人是医生的天职嘛！

“这场病把我折磨得不轻啊，前后持续了两年，不过它有一个好处，使我的身材变苗条了。林医生你可不知道，以前的我有150多斤，看起来比你还胖。”康复后的秀秀笑嘻嘻地跟我开玩笑。

体重一直是我内心的痛，想当年，我也是一个玉树临风的帅小伙，差点获得“协和基外一枝花”的美称。岁月不是一把杀猪刀，分明就是猪饲料啊！20多年过去了，我居然这么胖了。我的学生也跟我开玩笑地说：“林老师，胖胖的您看上去更可爱。”

“其实，减肥是我一直放不下的事情，减肥可能和护‘菊’一样，是我终身的事业。”

“林医生，您每一次出门诊，仅仅通过直肠指检就能发现两三个直肠肿瘤患者，你胖胖的手指对于患者来说多么宝贵！还有直肠息肉，早发现早切除，杜绝了癌变，这是多么有意义的事情！”秀秀笑着说。

“哈哈，我发现自己也是一个爱听赞美的俗人。不过不是所有息肉都会癌变哦。息肉是一个很笼统的概念，只要是大肠黏膜的角状突起，就可以称之为息肉。息肉分为两种，一种是非肿瘤性息肉，包括炎症性息肉和增生性息肉等；第二种是肿瘤性息肉，肿瘤性息肉就是腺瘤，腺瘤根据成分不同（绒毛的含量）又分成3种，即绒毛状腺瘤、绒毛腺管状腺瘤和腺管状腺瘤，绒毛含量越多越容易癌变。所有腺瘤都是癌前病变，也就是说，除了非肿瘤性息肉以外，肿瘤性息肉如果任其发展，100%会癌变，只是时间的长短不同。散发性大肠癌从息肉到癌一般需要8~10年。”我开始给她科普起来。

“所以我们做结肠镜如果能把那些息肉早期发现，并及时给它切掉，就可以预防大肠癌！”

“没错！”

大医治未病，当初，年少时的我因为家人生病，无人可医，正是经历了求告无门的绝望，所以才励志学医。一路走来，恩师授业，还有协和对我20多年的培养，我只有以更精湛的医术回报社会！

所以，我一定要少吃红烧肉，少去涮火锅，合理膳食。我一定要每天都锻炼，知冷知热注意保暖，保证肠胃健康，不得肠炎，不长息肉，不患痔疮，不便秘……过上面朝大海、春暖花开的美好生活……但愿我的心能够战胜我的胃……

第二章

关于便便的那些事儿

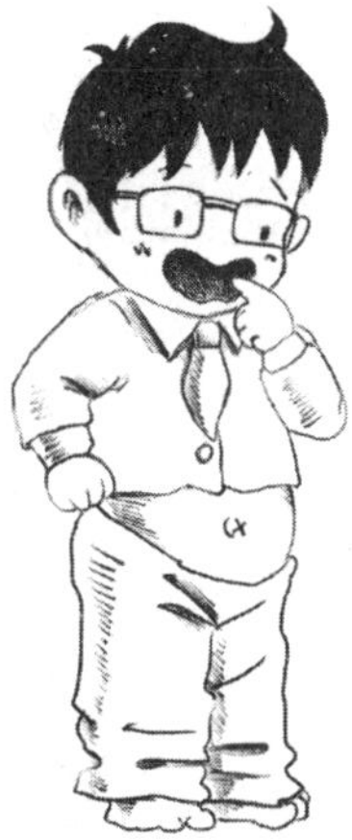

今天终于招上了一名心仪的研究生，不是研究“生”的，是研究结直肠的。如果我告诉他，他的将来是一名“掏粪工”，不知他会做何感想……

喜欢独立思考的肠道

一天吃完饭，女儿问我："爸爸，你说人的大脑重要还是肠道重要？"

"当然大脑最重要，它是人体最重要的器官，它的重要性不言而喻。不过肠道也很重要，可以说肠道是人体的第二大脑。"我自信地回答了女儿的问题。

"为什么说肠道是人体的第二大脑呢？"

表面上看，肠道对于升学考试、晋升等没什么作用。但是，肠道关系到人们的情绪、情感、免疫系统，还有长期的健康问题。科学家们甚至就此展开有关肠道与脑部关联性的研究，并进一步发掘了神经消化学的新领域。"

女儿听了，啧啧称奇地直点头。

其实由于职业的关系，关于肠道和大脑的地位、关系以及肠道重要性的讨论，在我的生活和工作里出现过不止一次。印象最深刻的那次，还是在内蒙古托克托县城的宾馆里。

2014年6月，我加入了北京协和医院对口支援工作的队伍，一路向西，来到内蒙古呼和浩特市托克托县医院，开始长达6个月的医疗支援工作。

来到托克托县，我成了一名真正的全科医生，不仅要接待门诊患者，我还把所住的托克托县宾馆里从老板、厨师到服务员，以及他们的亲戚朋友等一行人身上几乎所有的小毛病都看了个遍，包括肩周炎、下肢静脉曲张、乳腺纤维瘤、副乳、隐睾、包皮过长、腹股沟疝、痔、粉瘤、脂溢性角化、肛瘘、肛周脓肿……

我的热心赢得了宾馆上上下下对我的特别关照，时不时赠个好菜，送点时令水果，甚至奶茶。

托克托县的青山绿水、内蒙古正宗的烤羊肉串和宾馆厨师的好手艺把我养得更白更胖了，严重地阻碍了我的减肥事业。不过现在想起来，那真是一段值得我反复回味、充满了异域风情的快乐日子。

有一天，出完诊回到住处，饥肠辘辘的我压制着肚子里的馋虫，继续坚守着减肥大业，赶紧点了几个素菜，干煸豆角、清炒油麦菜什么的。不料后厨已经做好了一条鱼，点名送给我，这多不好意思呀！

等吃饱饭，正要出门散步时，厨师长赶紧跑到我面前说：“林医生，谢谢你推荐的痔疮膏，我的痔疮好多了……我的手艺还行吧，这条鱼是我今天早上亲自去菜市场挑选的，保证滋味鲜美……林医生，我有个不情之请，你为大家看病，医术高超，我打电话给了远在上海工作的外甥，说您在托县医院坐诊。他一听非要找您看病，他有顽固性便秘……这不，我的外甥和他的同事明晚从上海回托克托。如果你明天下班后没什么事儿的话，能不能给他们看一看，我保证做一桌可口的饭菜给你们，边吃边聊……”

厨师长一边不安地搓着手，一边等着我的回答。所谓“吃人嘴短，拿人手软”，谁让我刚才吃得那么心满意足呢？我没有犹豫地点头：“谢谢您的鱼，您的厨艺真不赖，明天我下班正好有时间。”

“谢谢林医生，那两个孩子明天晚上回来，第二天上午就要坐飞机离开，不是时间紧我也不会这么突然地麻烦您……那咱们明天不见不散！”

那几天托克托总是秋风萧瑟，阴雨连绵。县医院门前花坛周边，铺满了厚厚的落叶。下班后，我就匆匆赶往托县宾馆。

或许是下雨的缘故，宾馆餐厅食客寥寥，厨师长站在宾馆门口迎接我。进了门，厨师长指着他身旁两个20来岁的年轻人说：“小乐、小江，这就是从北京来的林医生，你俩有什么问题，待会儿尽管请教林医生！”

接着，厨师长笑眯眯地对我说：“林医生，这是我的外甥小乐和他的同事小江。我这就去炒几个你喜欢吃的菜，你们边吃边聊。”

厨师长转身去了厨房，我擦了擦外套上的雨水，看着眼前两个紧张的年轻人，笑了笑说：“你们久等了，咱们里面坐吧。”一边吃饭，一边问诊，一边谈肠道的事儿，有生以来还是头一次，我居然有些紧张了。

我们找了一个靠窗的位置坐下，他们坐在我的对面，紧挨着窗户的是小乐，小乐旁边坐着小江。

小乐眼疾手快，拎起桌上的水壶给我倒了一杯温水，“林医生，实在太谢谢您了，在医院忙碌了一天，回到住处还要忙，要不是我俩赶时间，一定不会这样麻烦您。”

“别客气，我跟厨师长也算是朋友了……对了，你们两个都受便秘的困扰吗？”唉，在餐桌上谈“菊花”之事真是难以启齿啊。

小乐脸一红，大概也是有点儿尴尬了，低声说："林医生，我便秘十多年了，上了中学后我就开始便秘了，最近越来越严重，不瞒您说，我已经半个月没蹲大号了。至于小江……他不是便秘而是腹泻，也有三四年了，看了许多医生都不见好，最近几天更加严重了！"

我才注意到，小江自打见面开始就一直神色凄然，魂不守舍地看着窗外，沉浸在自己的世界里。

小乐悄悄地用胳膊肘碰了碰小江，小江恍若初醒："林医生，不好意思，我走神儿了。不瞒您说，就在您来之前，我老板打来电话，全盘否定了我的设计方案，所以我……"小江话还没有说完，眼睛就红了。

我心里感叹：现在的男孩子都这样脆弱吗，动不动就哭……

作为过来人我不免一番劝慰："年轻人，别难过，万事开头难，工作上遇到困难是很正常的事情，咱们要想办法解决啊。没有过不去的坎儿，只要身体健康，一切都可以期待，可以凭借自己的努力和才智获得！"

小江把就要夺眶而出的眼泪憋了回去："林医生，我自己拼死拼活的努力有什么用啊！您是没见过我那个老板，西装革履，皮鞋锃亮，看上去人模人样，其实他什么也不懂！他脑满肠肥的，估计是长了一个猪脑子。我的方案，他否了一次又一次，我看他压根没有用脑，肯定是用一肚子油腻的肠子想事情了。林医生您是胃肠专家，您说说这肠子，它怎么可能想事情，这不是笑话吗？"

"小江，你一番话道出了职场新人的不易，我特别能理解。不过肠道真的能思考哦！"

小江听了直摆手：“林医生，这方面您是专家，但您说的真是太匪夷所思了，我不信，不信！”

我听罢，补充道：“肠道中存在约1亿个神经细胞，它们存在于从食道到肛门约九米长的肠道中。肠道是唯一一处无须大脑支配仍能工作的器官，因为神经细胞的存在，肠道便能够自行思考。”

小江蒙圈了，眼神直直地盯着我。肠道能够思考，这应该是他听到过的最天方夜谭的“常识”了！

我继续解释：“肠道的神经系统具有调节消化、排泄等功能，自成一体，独立运作。关于这一点，有些科学家认为肠道属于中枢神经的一部分，但也有科学家认为它们自成一家。在收到‘运作’的刺激后，肠道并不会等待大脑信号，而是直接进行标记和处置。这对于稚嫩的新生儿大脑来说是一个相当完美的特点。”

一直沉郁的小江似乎发现了新大陆，他问我：“林医生，肠道能够进行思考？那您说，这肠道也有七情六欲吗，能不能像大脑一样决定人的喜怒哀乐呢？”

“当然能啊！肠道向大脑传递的信息量可以高达90%。也就是说，大脑从肠道获取信息，再把信息解析为情绪反应。所以你的心情完全取决于你的肠胃哦。羟色胺是一种对抗忧郁、调节身心的情绪物质，在肠道中所占比例竟有95%之多；食物、药品及抗生素都有可能让人的情绪变得乱糟糟，这也许会让人难以置信，但这又的确是事实。所以肠胃不好也可以叫作‘肠道的精神疾病’。我看你精神、气色这么差，这几天一定没有好好吃饭吧？反正，没好好吃饭，你的肠道就更郁闷了，这是个恶性循环。”

“林医生，您真厉害，不瞒您说，我休假一周了，不但没有放松，反倒更忧郁了，也不愿意跟人交流了……我只想自己一个人待着，当一只万年鸵鸟！”

我心想：小江工作不顺心才会这么说，但是他有些过于消极了，工作不如意不至于万念俱灰吧！

这时，小乐接过话茬，解释道：“林医生，我们可算是找对人了，一会儿您给我们好好看看。不瞒您说，小江一周前失恋了，屋漏偏逢连夜雨，现在工作方案也被老板否决了……他正承受着爱情事业的双重打击，已经好几天没有好好吃饭了，还总是拉肚子，就连晚上睡觉也需要靠安眠药。”

原来如此，这个小伙子真够倒霉的，情伤加上事业不顺，怪不得他刚才快哭了。

“这……不管生活如何糟糕，只要明天还在，一切就有希望。小江，振作一点儿。还有，你别总是吃安眠药，安眠药吃久了，肠道和大脑都会对它产生依赖。”

“谢谢林医生……”小江郑重地点点头。但是我知道，能够治愈伤痛的只有时间。

“脂肪是大脑的天然麻醉剂，促使大脑释放多巴胺，增加幸福感。而碳水化合物又是负责激发幸福感传递的物质——羟色胺分泌的要素。待会儿要一盘红烧肉和几张葱花饼，你好好吃一顿，养好肠胃才能快乐。

“肠道中不但有脑细胞，也存在着大量的免疫细胞。它们也被称为肠相关淋巴组织，起着抵御‘外敌入侵’的重要作用。肠相关淋巴组织与肠内细菌群会奋力击退病菌，保护身体。越是人生低谷越要好好养护自己的肠胃啊！”

小乐打趣说："没想到林医生还是一个养生达人。"

"肠道是人体的第二大脑，怎么能不引起重视呢？食物中残留的农药、化肥，还有空气、水的污染，加上工作压力大、不良的生活习惯和饮食习惯，使我们的肠胃不堪重负，如果再不好好养护肠胃，就会对身体带来很大的伤害。"

小乐又为我续了一杯水，为了让小江今晚好好吃顿饭，我继续要着十八般武艺说："如果人的肠道吸收功能下降，就会造成营养不良，人会消瘦、贫血、面色无华、精神萎靡、失眠、多梦；如果小肠功能紊乱，就容易导致消化不良、食欲不振、免疫功能下降……所以在座各位一定要注意保护肠道，按时吃饭，定期的肠道自检也是很有必要的。"

小江失意地说："林医生，对我来说有一个好肠胃有什么用？夕阳西下，徒增断肠人在天涯的伤感……话说回来，我现在的肠胃一定很糟糕，每天都拉肚子……"

"小江，我懂你的苦闷失落，但是别因为失意而沉沦，别一蹶不振，心情的好坏也能影响小肠的功能。心情越糟，肠道越惨，要使肠胃功能好，首先要保持一份好的心情。小时候妈妈追着我们喂饭，出门求学时妈妈嘱咐我们吃饱穿暖，工作了妈妈叮嘱我们少喝酒、多吃饭。妈妈是让我们照顾好自己，有个好心情，简单的叮嘱里包含着妈妈的爱和牵挂！所以任何时候都要照顾好自己。"

也许是因为提到了妈妈，我话还没有说完，小江真的哭了。我也想起了远在乐清的母亲，许久没有回家了，我十分想念母亲和她老人家做的饭菜……

肉有五花三层，便便也分七等

10分钟后，厨师长亲自上菜，远远地我就看见他盘子里的菜：一盘红烧肉和一盘清蒸鱼。厨师长把菜放在桌上，热情地招呼着："林医生，要不要来两瓶啤酒？"

"来一箱，今晚我们不醉不归！"小江摆摆手，大声地说。

虽然我知道酗酒伤身，但是很明显小江是要借酒消愁，要是硬拦着不让他喝，未免太煞风景。这时小乐朝我投来一个求助的眼神儿，似乎要我拦着小江，千万不能让他喝太多酒。我点点头，喝酒不能消愁，只能暂时麻痹神经，所以诗仙李白饮酒千杯之后仍然说："抽刀断水水更流，举杯消愁愁更愁！"

不一会儿，餐桌上又添了几样新菜，窗外的雨还在淅淅沥沥地下着，街上的灯光昏暗而朦胧，行人稀少，只有宾馆餐厅靠窗的这个座位还算热闹……

"林医生，我敬您！"小江举起一杯啤酒一饮而尽，剩下我和小乐面面相觑……

几杯酒下肚之后，小江的话像是开了闸的江水，滔滔不绝。通过谈话我了解到，小乐是托县本地人，小江是安徽人，他俩是大学同学，都26岁了。当年就读于南方一所知名的985高校，读的分别是工商管理和金融专业。毕业后两人一块儿去了上海，小乐去了一家知名银行当客户经理，一直到现在；而小江辗转多家，最后在一家保健品公司兼做销售和策划。

小江举杯："林医生，谢谢您，现在咱们是朋友，不是医患关系。说实话我真的很佩服您，年纪轻轻的已经是一个领域的专家了。还有小乐，4年下来已经成为上市银行的客户总经理。我真的很羡慕你们，可是为什么我身边的人都这么优秀，而我就这么怂呢？混了几年一无所有，最后女朋友还把我给甩了！"

小江没有丝毫醉意，他这番话是肺腑之言。人生不如意事十之八九，能与人道者无二三，谁说我没有经历过低谷呢，只是已经过去罢了。我听厨师长说过，他只有一个姐姐，前几年却得胃癌去世了，那人大概就是小乐的母亲吧，那时他还只是个刚出校门的大学生，很难想象那段艰难的时光他是怎么熬过来的。

在我不知怎么安慰小江时，小乐先开口了："你只看到我的成功，没看到因为巨大的工作压力，我这头发脱得很厉害，都快脱成裘千尺了。哪一个成功的单子不是我拿命陪客户喝酒换来的，有一次差点胃穿孔，后来我真想辞职不干了，不过我家里还有一个老爹等着我赡养呢。至于我妈，我还没来得及孝顺她，她就走了，父母供养我不容易，就是为了父母我也要撑下去……你看你父母健在，又有三五好友，多么幸福！事业失败了可以从头再来，女朋友没了可以再找，但是有些事情一旦错过，就成了永远的遗憾，醒醒吧老江！不要为打翻的牛奶哭泣，好日子还在后头呢……"

小江愣了愣，举起一杯酒一饮而尽："老乐，从进入大学校门到现在，咱们认识8年了，你是我一路走来的好兄弟，感谢的话我就不说了。这些年我是怎么过来的你也知道，我呢，家里虽然有点小钱，但是父母长期不和睦，我也不想回那个冷漠的家。小秋是我唯一的精神寄托，她说去上海我就去上海，她说每天挤地铁太累我就换了工作每天先送她去上班，她说要结婚我高兴得不得了。结果她说她想去北京，但是不想忍受北漂的痛苦，我必须在北京全款买房，这不是把我往死路上逼吗？"

小乐说："所以不适合就分了吧，何必强扭在一起，好聚好散吧。小秋可能会找到能为她在北京买房的男人，你以后也会遇到真心爱你、愿意无条件嫁给你的女孩……我去，我在这儿充当什么心理医生啊，哥还没有正正经经谈过恋爱呢！哪个接近我的女孩不是在知道了我的家庭条件后，望而却步？就是她们有意愿再进一步，我那未来的丈母娘也会拦着，不让女儿往火坑里跳！"

听着两个年轻人在满腹牢骚，互相安慰。倏然之间，我想起了自己年轻的时候，还有我那些个至交好友。

小江和小乐几乎同时举杯："林医生，让您见笑了，我俩现在是鲁班门前弄大斧呢！您走过的桥肯定比我们走过的路都多。我很佩服您，不仅是佩服您的医术，更加佩服您的人生态度。虽然是初见，但我们可以感觉到您是一个乐观豁达的人。医者仁心，正是因为您的性格，您才有了今天的成就吧！"

这帽子戴得很高，我有点架不住，但是我感受得到两个小兄弟的真诚，我一滴不剩地喝完杯中的酒，感慨地说："听到你们刚才的对话，我想到了自己年轻的时候，沉淀在内心深处的回忆此时辗转翻腾，从南方的小县城走出来，一直到今天，有太多的人需要感谢，家人、老师、朋友……没有他们就没有今天的我……”

小乐问我：“林医生，您觉得什么是成功？什么又是幸福？”

“这个问题并不好回答。千百年来，人们一直在追求成功，追求幸福。作为一个医生，我认为晚一点去见马克思就是成功，人这辈子最重要的是健康，名闻利养都在其次。幸福是什么？幸福是内心的平静与从容，它跟金钱、名利没有太大的关系，在能够珍惜的时候珍惜你的选择，在应该珍惜的时候学会别无所求，就是幸福。当然，人生苦短，一定要做自己喜欢的事情，尽情地燃烧自己，温暖他人。人生真正的成功是拥有内心的宁静和与他人共处的和谐。”

小江突然问我：“林医生，您信命吗？”

我想人在痛苦的时候总会思考一些平时很难触及的东西，比如生命的意义，比如灵魂，比如天命。其实有烦恼有痛苦不完全是一件坏事儿，烦恼会让你知道自己究竟想要什么，痛苦是因为命运想将你带往更好的地方。但是我现在这么说，小江一定听不进去。

我暂时扮演起心理医生，语重心长地说：“命运是成功者的谦辞，失败者的借口。其实人的生命力非常顽强，不管经历了什么，生活还是可以回到幸福的轨道上来，决定我们生活的，不是发生了什么，而是如何来应对。”

小江和小乐似乎还不太明白我的话，我举了一个例子：“10多年前，我曾经为一个北漂的建筑工做过肠修补手术，他是在工作时不幸高空坠落，钢筋刺穿了他的右腿和腹部，肠子修补好了，可是他的右腿因为伤太重，不得不截肢。他出院的时候，我要写医嘱，我写的是‘痊愈出院’。看着那4个字我心里非常难受。从医疗的角度讲，他肠道损伤被修补，整条右腿被截肢，保住了性命。可是他真的痊愈了吗？他才30出头，结了婚也有了孩子，上有老下有小，可他却成了一个失去了一条腿的残疾人，怎么能叫痊愈呢？大医治未病，那一刻我顿悟了许多，治病救人对于医生来讲是远远不够的，要从根本上帮助患者，就要帮助患者建立起良好的心态，让他们相信再大的病痛总会成为过眼烟云，生活可以一如既往的精彩。我也愿意用我的乐观和幽默影响每一位患者，希望他们不仅是病痛得到治疗，心理上也得到治疗。其实心情好，一切都好，这句话虽然通俗，但是一点儿都没错。”

这也是我写这本书的目的，让更多的人不生病，防患于未然，让更多的人有更幸福的人生。

我说完之后，小江和小乐愣在那里，久久没有说话，接着他们纷纷鼓掌，像是经受了一次洗礼。

小江放下酒杯，似有所悟地说：“林医生，您的这一番话说得真好，真对！是我太浅薄了，从今往后，生活虐我千百遍，我待生活如初恋。我一个大男人哭哭啼啼像什么样子，我听您的，做一个乐观的人，积极应对生活的不如意……三十功名尘与土，八千里路云和月……待从头，收拾旧山河！”

此时，窗外雨疏风骤，一箱啤酒才喝了四瓶，不过小江和小乐都不再需要借酒浇愁，我们都放下了酒杯，拿起筷子，细细品味厨师长的精湛手艺。半小时后，酒足饭饱，服务员收拾干净餐桌，我们3个人依旧那么坐着，这时问诊才刚刚开始。

突然，小江要拉肚子，去了卫生间，小乐看着小江远去的背影说：“林医生，其实我很羡慕拉肚子的小江，您知道吗？我长期便秘，这一次我已经半个月没有蹲过大号了，吃了几粒通便的药也不太管用。”

“大便时有出血吗？”

“不出血，便秘10多年了从不出血，也没有什么异味儿，不过我的便便又粗又硬，每一次蹲大号就跟上一次刑场一样！”

“国外的医生，通常把大便分为7等。

第1等：一颗颗硬球，像羊屎蛋，很难解出。

第2等：香肠状，但表面凹凸不平。

第3等：香肠状，但表面有裂痕。

第4等：像香肠或蛇一样，且表面很光滑。

第5等：断边光滑的柔软块状，比较容易解出来。

第6等：粗边蓬松块，糊状大便。

第7等：水状，无固体块，比第6等更稀。

第1等和第2等表示有便秘；第3等和第4等是理想的便形，尤其第4等是最容易排便的形状；第5至第7等则代表可能有腹泻。所以第1等不是最好，第7等也不是最差。”

“简单的大便居然有这么多门道。”

“小乐，大便可不简单哦。根据你的描述，我估计你的便便处于第2等，质地坚硬，水分含量不足百分之六七十。长期便秘的状态会让你心理压力过大，精神紧张，不过你这顽固性便秘，也没有什么好办法，平时要注意饮食，多吃瓜果蔬菜，少吃油腻食物，少熬夜，少喝酒，注意保暖，不然冷热交替、受寒受冷，会加重便秘的。”

“林医生说得对，小时候我住的大院只有一个公共厕所，晚上太黑风又大，没有父母的陪伴，我总是不敢去上厕所。他们不在家时，便意来了我就忍着不去，久而久之就便秘了。工作之后，每天应酬，奔赴一个又一个饭局，有时候回到家，太累了，来不及脱衣服就直接睡在冰凉的地板上，想来这些不良的生活习惯使我的便秘越来越严重。便秘实在太难受了，一憋就是好几天，感觉肚子里除了一股浊气什么也没有，我一定慢慢改变不良的生活习惯，不然以后严重了，肯定后悔莫及。”

小乐是一个谨慎而又有自制力的人，我相信他，为了健康，一定能改变自己不良的生活习惯。

便或不便，这是个问题

这时，小江捂着肚子从卫生间出来，回到座位上，连连说："林医生，见笑了，实在不好意思。我就是这样，每天都拉肚子，这样的情况持续两年了。两年前我总是四五天才大便一次，没想到后来突然就开始拉肚子了。我听说大便习惯突然改变是大肠癌的征兆，吓得我赶快跑去医院检查，结果一个冷漠的老头在我的"菊花"处又摸又戳，最后告诉我，什么事儿也没有，只是拉肚子。可是中药西药我都吃遍了，就是不见好。"

"你这种情况应该是便秘而不是腹泻。"

"什么？便秘！不是吧，林医生，我又不像小乐，10多天才去厕所蹲一次大号！"小江吃惊得下巴都快掉下来了。

"便秘的种类大致可分为两种类型。一种称为'功能性便秘'，是因为大肠的功能减弱，或老是忍住便意而引起的便秘，说白了，就是用进废退。另外一种是'器质性便秘'，所谓'器质性'，就是通过解剖看到的器官、组织结构发生了病理性改变。这是因为某种疾病导致肠管变细，或大肠长了肿物，使得大便难以通过肠管而引起的便秘。此外，也有因先天性大肠形状异常而引起便秘的情况。这两种便秘中，绝大多数的人患的是功能性便秘。而功能性便秘又分为‘一时性便秘’和‘习惯性便秘’两种。”

小江眉头一挑：“小小的便秘还有这么多花样？”

我说：“你和小乐的情况都属于习惯性便秘，习惯性便秘是大肠排泄功能持续降低所引起的便秘，也就是慢性便秘。可分为‘迟缓性’‘直肠性’和‘痉挛性’3种类型。你说你拉肚子，应该是痉挛性便秘。”

“林医生，什么是痉挛性便秘？”

“‘痉挛性便秘’是因情感或情绪的变化、精神上的压力所引起的便秘，是住在都市或从事脑力劳动者较常见的便秘类型。这种类型的便秘与一般的便秘不同，不会因为排便而感到痛苦，没有腹胀的感觉，拉出来的大便一颗颗硬硬的，就像兔子的大便一样。另外，每天常重复着便秘和腹泻，也可以说是痉挛性便秘的特征。”

“真是神了，林医生我的情况跟您说的一模一样。自从两年前我搬到女朋友……不，应该是前女友工作单位附近，腹泻的情况就开始了。为了方便她上班，我就要冒着迟到的风险穿越大半个城市去上班，我这个人心急，路上堵车堵得我心烦，那时候工作压力特别大，可能是这些原因让我总是拉肚子。”

“因旅行、搬家等生活环境改变，或精神紧张、烦恼所暂时引起的便秘，称为‘一时性便秘’。人的精神状态与便秘有密切的关系，大肠运动是由自律神经来控制，受外界压力的影响不小。小江，你因为长期处于高压状态，原来的顽固性便秘发展成了痉挛性便秘。每次上完厕所，你是不是觉得头有点晕、有点疼？”

“何止是头晕头疼！”小江激动地拍着大腿说，“林医生您知道吗，去年冬天我有一次上完厕所，居然晕倒了。我在卫生间躺了半个小时，自己醒过来了，我立刻去医院做了全面的脑部检查，结果除了血压有点高，什么事儿也没有。真邪门，那次真是吓死我了！”

“并不奇怪，便秘所致的排便费力也可能诱发心脑血管意外的发生。你的晕倒是便秘导致的，大便时用力，导致血压升高，特别是在寒冷的冬天，血压高容易导致脑血管破裂、晕厥，所以有便秘的老人容易在冬天晕倒在厕所。幸亏你没什么大事儿，以后一定要重视。便秘不是小事儿，它会引发其他各种疾病。治疗便秘，最重要的是自律，要合理膳食，规律作息，多运动，保持一个好心情。长期便秘的患者必要时可通过药物治疗，甚至手术治疗恢复排便的顺畅性。”

小乐问：“林医生，医学界没说什么样的大便是健康标准的大便吗？什么样的大便符合健康大便的标准呢？”

我笑了：“这个还真有，大便的粗细以2~3厘米为标准，在大便的7种类型之中，基本上便秘时排出的大便是圆滚状、坚硬状；腹泻时排出的大便是半膏状、泥状或水状；健康状态最佳时，排出的大便是香蕉状。香蕉状是排出时的形状，如果一次排出很多，有时在马桶中会盘卷成一团。如果大便是软的，会呈现半膏状黏答答的圆锥形；但若是保持某种程度的硬度，形状就会像盘绕的蛇一样，这样就看不出香蕉的形状。一般，一天排出两根半左右的大便，是最为理想的排便量。”

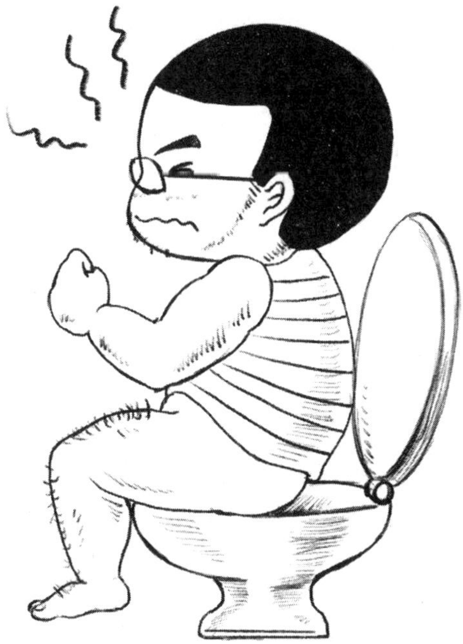

便秘——“菊”部受阻，此路不通

小江说：“这也太为难人了吧，这又不是选美，要求这么多，要照您这么说的话，我自打记事儿起就没拉过健康的便便。”

“不过，不是非要每天都排出等量的大便。人不是机器，事实上很少有人能这么有规律地排出固定量的大便，而且拉什么样的便便跟吃的东西有很大的关系。如果注意饮食的内容，比方增加膳食纤维含量多的食品，就更容易拉出健康的便便。”

便秘君，请你不要再纠缠我

小江两手一摊："这里面学问真多，唉，林医生，健康的大便有颜色要求吗？就像女人都喜欢美白一样，我的前女友每天晚上在家敷美白面膜，为了摆脱"小黑妹"的外号，她大部分工资都用来买美白化妆品了……"

"一般来说，像婴儿大便般的黄色最理想。人在婴儿时大便是黄色，长大成人后，很多就成为黑色或褐色了。"

"因为大家都沾染了世俗的味道，变得不那么纯洁了，就连大便的颜色都改变了。"小江打趣地说。

"并不是所有人都这样，随着年龄的增长，大便也不一定会变成黑色。排出来的大便是黑色或褐色，最大的原因在于肉类、多脂肪食物的摄入，也就是欧美式的饮食习惯所导致。跟纯不纯洁没关系……"

"林医生，何方神圣的大便能够一直像婴儿时那般呈现黄色呢？"小乐好奇地问。

"哈哈，大概是禅寺和尚的大便吧。不论修行多么严格，信仰多么坚定，总不会连大便都超凡脱俗吧！为什么他们的大便颜色和平常人不同呢？这是因为他们的饮食习惯导致的，他们每天都吃素食，完全不吃肉类，所以排出来的大便是黄色。”

“算了，虽然我很想排出健康的大便，但是总不能为了拉出漂亮的便便出家吧，顶多我以后多吃素食。滚滚红尘我还没有好好滚呢……”小江说。

小乐皱着眉头问：“林医生，我的大便是漆黑漆黑的，不会有什么疾病吧？”

“排出漆黑的大便，有可能是患有严重的疾病，虽然黑色或褐色的大便是一种警示，但也不必太过慌张。可是，如果排出来的大便比平常还要黑，或呈紫色，就必须特别注意，这不仅是pH值呈酸性而已，有可能是胃或肠出血。这种情况是血液混入大便之中，在排泄出来之前，颜色由红色变成黑色，必须立即看医生才行。”

“林医生您详细说说呗？”

“漆黑的大便有各式各样的类型。比如排出焦油状的大便，可能是患有胃溃疡、十二指肠溃疡或胃癌等疾病。也有人排泄的大便中几乎不含有一般大便的成分，而是血液和黏液的混合物，称之为黏血便。这种类型的大便有时会伴随着剧烈的腹痛或呕吐症状，此时可能是肠套叠、肠扭转、肠梗阻等疾病。如果黏血便中混有脓液，而且连续好几天，就非常有可能是大肠癌。便秘的人如果拉出漆黑的硬大便，也可能是大肠癌的征兆。这是大肠某处出血，长时间积存在肠内而变成黑色所致。有的开始是腹泻，不久就拉出黏血便且频频上厕所，这有可能是痢疾，有时还会伴随下腹部疼痛或发烧症状。总之，觉得不对劲儿了，一定要及时就医。”

小乐松了一口气："幸亏我只是便秘，不过我以后会注意的，养成良好的饮食习惯，拉出健康的便便是我最近最大的目标！"

"其实，生活中有很多常见食物有润肠通便的功效，比如熟香蕉，香蕉含有丰富的膳食纤维，具有很好的润肠通便功能；地瓜，也就是红薯，味甘性温，能健胃益气，且含有较多的膳食纤维，能在肠中吸收水分增大粪便的体积，起到通便的作用；糙米含有丰富的蛋白质、淀粉、维生素、膳食纤维、钙、铁和磷等，其中丰富的膳食纤维有助排便。还有最常见的苹果，苹果含有丰富的水溶性膳食纤维——果胶。果胶有保护肠壁、活化肠内有益细菌、调整胃肠功能的作用，所以它能够有效地清理肠道，预防便秘。

"还有还有，我知道很多治疗便秘的食品，"小江突然自告奋勇地说，"除了林医生说的那些，还有柚子、核桃。核桃仁含脂肪、蛋白质、磷、铁、核黄素等，除了润肠通便外，还有补肾固精、温肺定喘的功能，可治疗肾虚喘嗽、腰痛脚弱、阳痿遗精、小便频数、大便燥结等。长期服用，疗效更佳，且无副作用。患有便秘的老年人不妨一试。"

我听完说道："真人不露相啊！小江，没想到你知道这么多，不但专业又详细，还讲得这么流利！"

小乐赶紧说："林医生，您可别急着夸他，小江他可不是什么专业人才，充其量就是一个卖保健品的，那些营销套话他背得滚瓜烂熟，是专门为了吸引老年人买保健品呢！"

"哈哈哈"，我们两个放声大笑起来，小江不好意思地挠了挠头。

窗外的雨停了，我想这时候该我说两句总结性的话语了，好让这两个明天还要赶飞机的小伙子早点休息。

“不管哪种情况的便秘，总离不开以下几种原因：首先是忽视正常的便意，没有养成定时排便的习惯，排便反射受到抑制，日久引起便秘；其次是饮食过于精细少渣，缺乏食物纤维，令粪便体积小，黏滞度增加，肠内运动缓慢，水分被过量吸收而导致便秘。还有就是液体量本身摄入不足，饮水较少而水分又大都被肠道吸收，导致大便干燥，排便困难，进而发生便秘。另外，粪便在肠内向前推进要靠肠的蠕动，而不活动、肥胖，特别是因病卧床或坐轮椅的人，缺乏运动性刺激以推动粪便的运动而发生便秘。从人群上看，白领、学生、老师等人群是便秘高发人群，因长期精神紧张、压力大，长期吃油腻不易消化的肉食，最容易便秘。所以，除了要养成良好的饮食习惯，便秘患者还要多运动，生命在于运动嘛！”

小江看着雨蒙蒙的夜色说：“工作真麻烦，听林医生说到运动，我已经很久很久没有打过篮球了！”

其实我也想说，我也等着天气放晴呢。太阳公公，说好的你若安好便是晴天呢？这几日阴雨连绵，我都没能去打篮球，严重影响了我的减肥大计，下一次女儿见我一定会问：“爸爸，你是不是又胖了……”

小乐礼貌地道谢：“林医生谢谢您，百忙之中还要为我俩解答疑惑。”

“客气了，我建议你们忍无可忍的时候，一定要去医院看医生。

便秘不是一天两天养成的，也不会在一朝一夕之间康复，良好的生活习惯是应对便秘最有效的武器，坚持是最难的，祝你们“菊”部通畅，早日康复。”

这时，厨师长亲自端上来一盘拔丝香蕉，笑眯眯地说：“聊了这么久，肯定累了吧，这是饭后甜食。林医生我听说甜食能让人快乐，香蕉能润肠通便，没错吧？”

我笑着点点头。

“你们吃吧，餐厅新来了两桌客人，我去后厨忙了。”

小乐把拔丝香蕉推到我面前：“林医生，您趁热吃吧，省得晚上饿。刚才吃饭时，我见您没有吃多少，不曾想您这么结实的身体，饭量这么小。”

其实，他哪里知道，因为这几天一直下雨没有机会运动，我就想着每晚少吃点饭，一样可以达到减肥的目的。可是我刚才确实没有吃饱，接着我很克制地吃了几块含糖量非常高的拔丝香蕉。看来，节食减肥就是一个坑，以后坚决不再节食减肥了……

吃着吃着，小江突然问了我一个问题：“林医生，您说宿便到底存不存在？”

我想了想说：“目前在医学上并没有‘宿便’这样一个概念，‘宿便’既不是医学上的一个定义，或者一个临床表现，更不是一种疾病。它所代表的一种含义更像是偷换概念的‘便秘’，或者将‘便秘’概念过度扩大。”

小江两手一拍：“我就说没有宿便这回事儿吧，我那傻缺老板非得让我在宣传方案上加上‘排宿便，清肠毒’几个字，这不是坑人吗？这样的买卖我做不来。我们产品的消费群体是20~40岁的女性和长期便秘、肥胖群体，一个个青春鲜活的健康人，我可不想祸害人家。”

原来，小江是在一家保健品公司上班，今年他们公司研发了两种保健饮品。一种是自称清毒减肥的水果酵素，一种是新概念的减肥茶，准备年底上市，希望借着春节的热闹大卖。小江有便秘问题，经常性拉肚子，所以他觉得“宿便”这个东西根本不存在，就没有按照老板说的写，而是根据产品的特点，不夸大也不保守，翔实地写出了中肯的营销方案，结果被否决掉了。

宿便的自白：我可能是个假便便

“唉，别人怎么写你就怎么写呗，何必自己为难自己，反正市面上那么多的通便茶、减肥茶，也没见谁喝出问题来……”小乐安慰小江道。

没想到，小江气急败坏地说：“你知道什么啊！保健品也是药，吃多了会害死人的！”

小乐没想到小江有这么大的反应，连忙说：“你别生气，我只是说说而已……”

小江点了一支烟，男人在郁闷的时候最容易抽烟。“你知道吗？我上初二那年，我爸做生意发达了，他有了做梦也想不到的巨额财富。他是个俗人，更是个恶人，有钱了，不仅要换车换房，还要换老婆。那时他在外面已经有了一个肤白貌美、温柔体贴的小情人，整天不回家，一回家就是逼我妈离婚。”

小江吐着白色的烟圈继续沉浸在回忆里：“我至今也忘不了那天，我在客厅看电视，我妈坐在沙发上看书，我爸从院子里走进来，站在沙发前，冷着脸一言不发，居高临下地看着我妈，从公文包里掏出了一张离婚协议书，甩在我妈脸上。我妈那时对他还有感情，所以坚持不离，我爸指着我妈破口大骂：‘你看看你的样子，整个一黄脸婆，身材那么差，腰上的肥肉恶心死了，赶紧离婚吧，放过我不行吗？’我妈什么也不说，只是默默地抹眼泪……”

“后来，我妈把我送去了寄宿学校，再见到她时是3个月之后。当时我妈已经骨瘦如柴，脸色蜡黄，像是老了10多岁。她来接我是为了让我照顾她，因为她要做手术。医生从她的肠子里割掉了两个比苹果还要大的息肉，那两团恶心的息肉我至今还记得它们的样子。出院时，医生对我妈说的一句话我至今记忆犹新：‘别随便乱吃减肥药、喝减肥茶了，你胖的时候身体没事儿，吃了两个多月的药，肠子里就长了这么大两个息肉，很可能跟这些减肥药有关。’你们说，要不是因为我爸嫌弃，我妈这么大岁数了，犯得着去吃减肥药遭罪吗？”

小江说完，狠狠地掐灭了手中的烟蒂。

小乐说：“对不起，江，我不知道你还有这段经历。后来应该就像你告诉我的那样：你妈妈坚持跟你爸离婚，一分钱不要也要离婚。不知怎么地，你爸回心转意了，回归了家庭。你妈妈也许是为了你，也没有再坚持离婚，两个人就这样不温不火地过了10多年。我说呢，去你家的时候，感觉你爸妈跟其他夫妻不一样……”

小江说：“所以说啊，人们要像爱护自己的羽毛一样珍惜自己的身体和感情，否则身体越作越糟糕，感情越作越淡薄。幸亏我妈长的是良性息肉，若是恶性肿瘤，我现在就是个没妈的孩子。所以，我又怎么会去害别人呢？保健品的广告夸大其词，林医生也说了没有‘宿便’这个概念。”

听完他们一番话，我对小江多了几分敬佩，俗话说“天下熙熙皆为利来，天下攘攘皆为利往”，在巨大的利益面前，像小江这样有原则的年轻人不多了。

我很赞成小江的做法，接过他的话说：“大多数减肥产品宣称‘宿便’是肠道内长期滞留、没有及时排出体外的粪便。由于每个人的排便习惯不同，排便的频次具有一定的差异，有些人每天排便1~3次不等，也有些人2~3天才排便一次，所以，无法确定粪便停留在体内多久才能被称为‘宿便’。便秘可以增加所谓‘宿便’的滞留量，不过我们真正应该注意的是便秘的原因，排便过程是否受到不良习惯、胃肠动力异常、肠道器质性病变等因素的影响，正确治疗便秘和这些可能导致排便异常的疾病。”

“市面上那些商家宣传常常夸大其词，要么是宿便的积聚使人易患结肠癌，要么是宿便会改变腹部和脊柱形状，让身材变形。减肥药广告上甚至说人的身体内藏着5公斤宿便，5公斤啊，真是站着撒谎不腰疼，他们怎么不说肚子里藏着个孩子，怀胎十月，即将临盆？对了林医生，便秘跟直肠癌、结肠癌有没有关系啊？”小江讽刺完不良商家的欺骗行为，又请教了我一个专业问题。

“目前研究表明，长期便秘主要与肛门直肠疾病关系密切，比如痔疮、肛裂及直肠脱垂等。便秘是否会提高结直肠癌的患病风险这一问题还没有定论。所以，不存在便秘的状态就不需要紧张，有便秘时应该及时就诊或者通过生活、饮食的调整予以改善，症状改善后也就不用再过度怀疑和焦虑了。”

小乐弱弱地说：“我买过一个著名品牌的通便茶，效果还不错……林医生，我知道那玩意儿肯定不适合长期喝，但是我想知道怎么就那么神奇呢？喝了就来。”

没等我说话，小江抢答了：“杀鸡焉用牛刀，这么简单的问题，不麻烦林医生开口，我替他回答。多数通便茶主要依靠其中所含的大黄、番泻叶、芦荟、决明子、何首乌等中药成分刺激肠蠕动及肠分泌，起到通便的作用，这些中药中都含有蒽醌，长期使用除了逐渐降低肠道对刺激的敏感性，增加后续的治疗难度，还会导致黑色素在结肠黏膜内沉积，出现结肠黑便病，甚至可能与直肠息肉和直肠癌的发生率增加有关。”

我补充道：“小江说得没错。其实很多便秘患者在生活、饮食、心理上都有一些与导致便秘有关的问题，甚至少数便秘患者是由于肠道存在器质性病变或盆底肌功能异常等原发疾病造成的，处理这些问题才是治疗便秘的关键。一些保健品与药物之间的界限比较模糊，会导致严重的药物滥用。长期便秘的患者应该及时到医院就诊，必要时进行相关的检查，接受专业的心理咨询、排便咨询与训练，单靠使用药物或者通便茶是不正确的治疗方式；过度、频繁地使用市场上销售的通便茶还会为系统、专业的便秘治疗带来困难，增加治疗难度。”

小乐叹息到：“你们说了这么多，有用吗？林医生，我实话说，没有用。人们还是会大量购买减肥药、通便茶。咱们了解产品，精通医学知识，但是还要了解人性。急功近利是这个时代的特征，为什么想要减肥的人不是制定科学的饮食计划和健身计划，长期坚持健康瘦身，而是买减肥药，想不流汗不流泪，就拥有梦寐以求的好身材？因为他们太心急，没有耐心等到那个更好的自己。商家们正是看透了人性，抓住了人心底的欲望，才会战无不胜。”

小江说：“照你这么说，其实很多事情都可以与人性挂钩。比如小秋，她可能很爱我，但是她更爱北京的房子，更爱房子带给她的安全感，所以她离我而去，去找一个能为她全款买房的男人。而我呢，自尊心太强，始终不愿意找我爸开口，他的钱是他的，跟我没有半毛钱关系。现在我才想明白，我和小秋早就不适合了，强扭的瓜不甜，算了吧。”

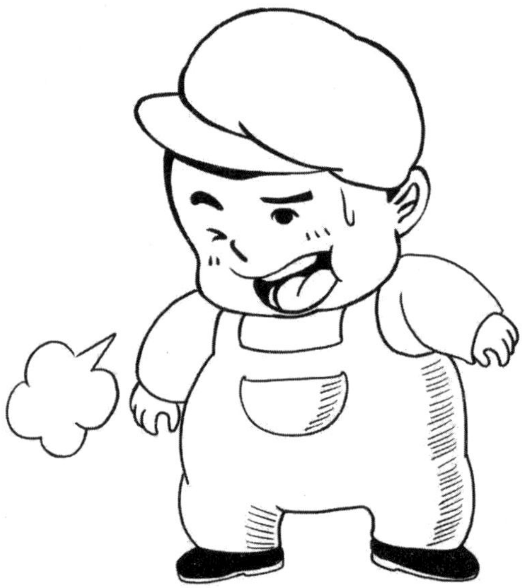

做一个大腹便便的胖子？不！

小乐说：“江啊，咱们得谢谢林医生，要不是林医生，你哪里会这么快开悟？”

那真是个特别的夜晚。虽然过去了几年，与这两位有意思的年轻人一起度过的秋夜，至今让我记忆犹新呐！每当想起他们，我总会想起辛弃疾的词：“而今识尽愁滋味，欲说还休。欲说还休，却道天凉好个秋。”

第三章 来自有『痔』之士的控诉

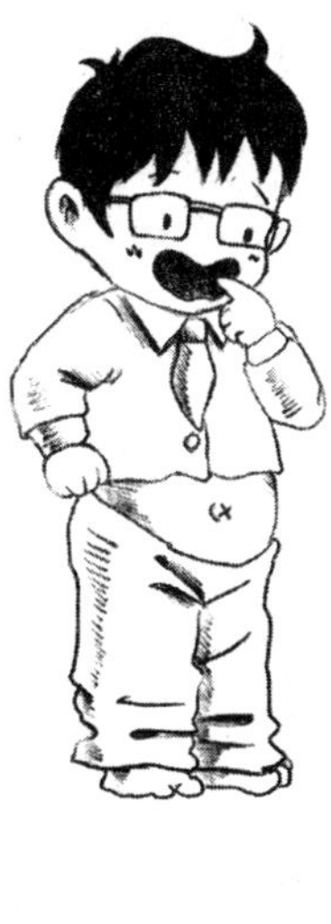

上午门诊挂出去37个号，从8点一直看到11点半，第37号是位痔疮患者，我依然微笑服务、认真诊治。

患者走的时候我还不忘嘱咐他：“避免久坐，对痔疮不好。”

患者听完就乐了，说：“大夫，我看你坐那儿一上午了，动都没动，你不会也有痔疮吧？”

我：“……”

有“痔”不在年高

俗话说，“十男九痔，十女十痔”。人生这么长，遇到痔疮再正常不过，甚至谁没有遭遇过痔疮，就不算真正的活过。生活不止眼前的苟且，还有“痔”和远方的田野。“有志不在年高”这句话变成“有痔不在年高”也完全说得通。

什么是“痔”？此“痔”非彼“志”，不是“黄沙百战穿金甲，不破楼兰终不还”的大丈夫志向，我所说的这个痔，只能让英雄气短啊。从医学角度来讲，痔（俗称痔疮）是一种位于肛门部位的常见疾病，任何年龄都可发病，但随着年龄增长，发病率逐渐增高。

有“痔”之士众多，那么痔的成因是什么呢？关于痔的病因主要有两种学说。首先是静脉曲张学说，认为痔是直肠下段黏膜下和肛管皮肤下的静脉丛瘀血、扩张和屈曲所形成的静脉团。然而目前广为接受的理论是汤姆森的肛垫下移学说，认为痔原本是肛管部位正常的解剖结构，即血管垫，是齿状线及以上1.5厘米的环状海绵样组织带。只有肛垫组织发生异常且合并有症状时，才能称为痔，才需要治疗，治疗目的是解除症状，而非消除痔体。

有“痔”不在年高，真是一点也没错。来我门诊的患者最小的才几个月大，最大的已经90多岁，男女老少，中国人外国人，全部都有。尤其是年纪小的患者，从小就承受很大的痛苦，看着就让人心疼。

令我印象最深的是一个16岁的中学生。

那一天风和日丽，我照常出门诊，看了十几个患者之后，我遇到了这个让我终生难忘的有“痔”少年。为什么单单对他印象深刻呢？大概是他整个治疗过程话太多吧。

当时，我刚给一个老大爷做完直肠指检，清洗好手，准备迎接下一位患者。这时周同学出现在我面前，身后站着他妈妈。他很高很瘦，眉清目秀的脸上架着一副黑框眼镜，像个企鹅一样站在那里。看他的样子我就知道，这孩子估计是痔疮犯了——痔疮严重的人，走路的姿势很奇怪，站姿也很别扭，其实不是他们愿意这样，只是如果他们不这样，一个不小心的动作，摩擦了，触及了痔疮，简直痛不欲生。

“……男，16岁……”我写完病历标头，抬头问：“周同学，你哪里不舒服？”

周同学涨红着脸，不知是疼痛还是害羞。他低下了头，小声说：“医生，我痔疮犯了……”

这时他妈妈插话：“林医生，您快给他看看，痔疮犯了一个多星期了，内服的药也吃了，外敷的也抹了，每天晚上用热水坐浴，就是不见效，孩子吵着越来越疼了，已经两晚上没有睡好了。唉，林医生，你说这么小的孩子怎么会得痔疮呢？”

我回答道：“痔疮的诱发因素很多，其中便秘、饮酒、进食辛辣刺激食物和久坐久立是主要的诱因。至于你家孩子，学生嘛，可能坐的时间长了，痔疮就来了。”

他妈妈担忧地问：“痔疮有这么严重吗？出了那么多血，家里卫生间墙壁的白瓷砖都被这孩子的血染红了！孩子天天吵着疼，坐着疼，站着疼，躺着也疼，连路都不能走了。以前他有过痔疮，最多抹一些痔疮膏第二天就好了。这次怎么这么严重啊！”

“等我检查了再说吧。其实痔分为很多种，有内痔、外痔和混合痔。内痔在肛门里面，主要症状是出血，脱出；外痔主要症状是疼痛和瘙痒；还有混合痔，以上痛苦的症状都有。”

孩子的妈妈还想再多问一点儿，不过周同学的额头上已经渗出了细密的汗珠。春天刚到，天气乍暖还寒，肯定不是热的，而是疼出了汗。

我赶紧说：“跟我到检查室，我给你看看。”周同学亦步亦趋地跟着我来到了检查室，他脸上的表情时而痛苦，时而舒缓，我知道短短的几步路，他肯定觉得有一辈子那么长。

趁着戴手套的功夫，我问他：“我知道你很疼，说说你的症状和感觉。”

周同学长长地舒了一口气，艰难地开口：“林医生，我的‘菊花’要爆炸了！就在一个多星期前的一天，我和同学聚会回来，晚上上厕所时，‘菊花’疼得我痛不欲生，我恨不得挥刀切了它。忍着痛上完厕所我才发现，血流如注啊！妈呀，吓坏我了。后来我妈带着我去社区卫生服务中心看了看，那个医生给我开了一些治疗静脉曲张的药，还有消炎药。另外给我拿了栓剂和痔疮膏，还有坐浴用的中药……经过一个星期的治疗，我的痔疮不但没有好，反而越来越大了，就卡在‘菊花’出口，我每说一句话，每走一步路，甚至每喘一口气，都疼痛难忍。现在我感觉自己正在地狱的边缘游走，您快帮我看看吧！”

听完周同学的描述，再看到他的“菊”部，才知道他所言非虚。他的痔疮有葡萄粒那么大，还有好几个，都脱出来了，卡在“菊花”出口。我刚刚一碰，他就发出一声惨叫。我……

周同学含着眼泪说：“我现在是被痔疮绑架的孙子，林医生，求您轻点儿……”

我说：“你痔疮很严重啊！现在它脱出来了，自己收不回去了，经过一个星期的治疗还没有好，只能试着手动把它们送回去。如果能不再脱出来，然后再用药，慢慢会好起来。”

“什么？把它们塞回去，您不如杀了我来的痛快……”周同学整个身体都在颤抖。

我说：“我会特别轻柔，还会用些凡士林进行润滑，但确实还会有些疼的，长痛不如短痛，你做做深呼吸，咱们试一下……”

周同学趴着，紧咬着牙，一副视死如归的表情：“来吧，林医生。”

接下来，是一部血泪史，有血，有泪，有痔……我已经非常轻柔了，但每碰他“菊”部一下，周同学都发出来自地狱般的惨叫，别人还以为我对他做了什么呢！急得他母亲在门口直敲门。这也不怪他们，“菊”部本来就是人体的疼痛敏感区。总之，费了一些周折，周同学脱出的痔核已经被我顺利地送回去了。

提上裤子的周同学仿佛刚经历了一场战争，用极其幽怨的眼神看着我。过了一会儿，他问：“林医生，我怎么感觉我的‘菊花’被堵住了，我一动也不能动？”

没过几秒钟，我看到周同学脸上欲哭无泪的表情："林医生，它们好像又出来了……"

接着脱裤子查看，果然是又脱出来了。我详细地给他检查以后，最终诊断为三度到四度混合痔脱出。这种痔疮很容易脱出来，已经严重影响到他的生活和学习。

"奄奄一息"的周同学问："林医生，还有什么更好的办法吗？"

"对于脱垂比较严重的痔疮，现在只有做手术来治疗了。"

"林医生，这个手术需要多长时间？能保守治疗吗？我听说痔疮有时特别疼，几乎跟女人生孩子的疼差不多，是把它切掉吗……这还不得把人给疼死了？我可不想孩子遭那么大的罪，他还要上学呢！"他妈妈听到要手术的消息后，焦急地说。

"妈，就我这个状态，还能去学校吗？过去的一星期，坐在凳子上我如坐针毡，每天都是撅着屁股骑着自行车回家的。还是听医生的吧！"

我继续说："传统的痔疮切除术，的确比较遭罪。但是根据他的病情可以选择PPH手术，也就是吻合器痔上黏膜环切术……这个手术的好处是少受罪，出院快，缺点是价格昂贵，一枪（痔吻合器）就需要四五千块钱……"

妈妈很心疼儿子，立刻拍板："贵点就贵点，就做您说的这个PPH手术吧。"周同学眼含着泪花，望着自己的妈妈，不知是感激，还是担心。

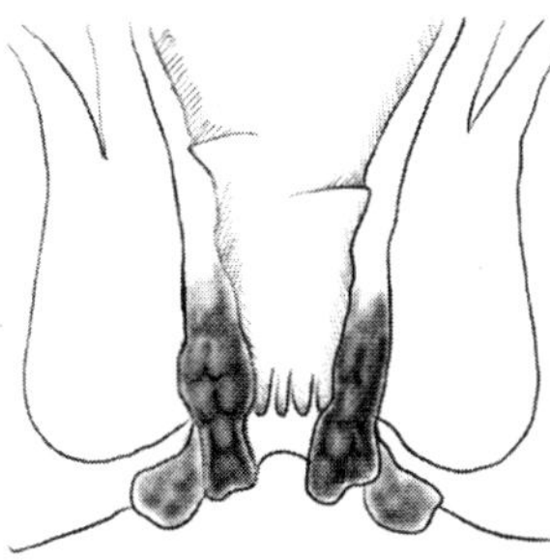

①“痔”的肛管剖面图

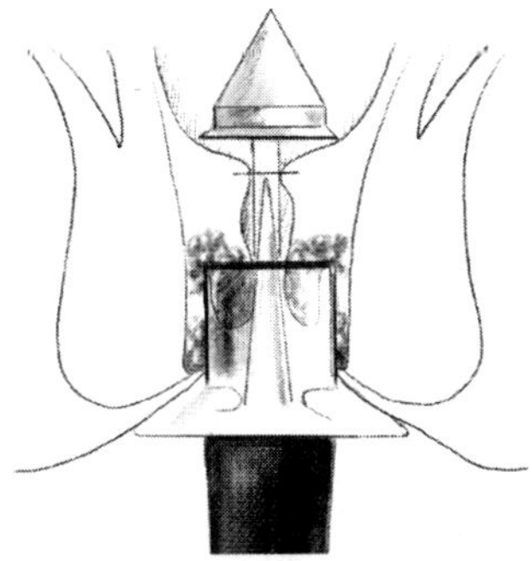

②应用PPH进行切除手术（步骤1）

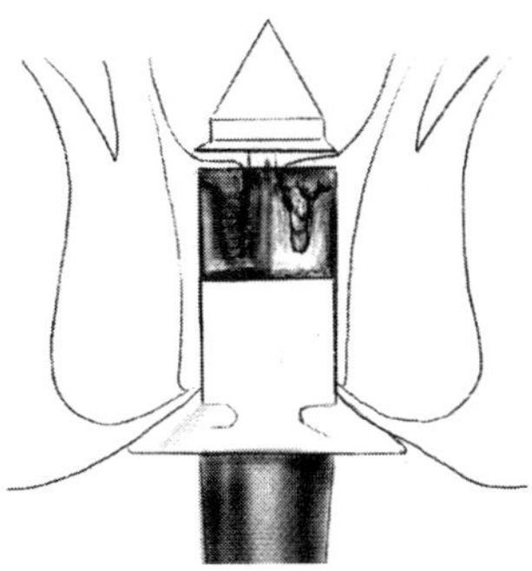

③应用PPH进行切除手术（步骤2）

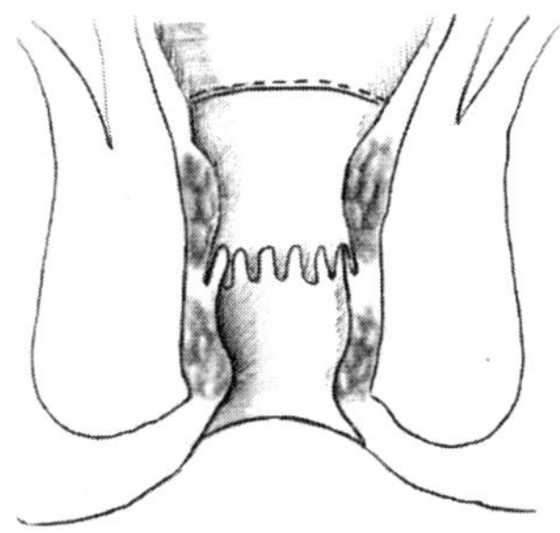

④PPH手术后

PPH手术（吻合器痔上黏膜环切术）原理图

你是不是痔疮最疼爱的人

很快周同学就住院了，因为他实在疼得厉害，来回医院对他来说就跟去鬼门关走了一遭一样，所以他坚决留在医院等着妈妈收拾好东西来找他，甚至宁愿饿着肚子也不愿意挪动脚步去吃饭，可见痔疼有多疼。

我也很奇怪，周同学才16岁，正在读高二，就算是久坐不动，痔疮也不该这样严重啊！这肯定是个不爱运动的孩子。

他妈妈一把辛酸泪地跟我说："家里人身体都挺好，就这个儿子让我不省心，打小儿就容易感冒发烧，好不容易健康了几年，又来这一出。"

俗话说，母子连心，儿女都是娘的心头肉，真是一点儿也没错。看着躺在病床上的周同学，他妈妈心疼得眼泪直流。周同学侧身躺在床上，默默无言，只有两行清泪——他那是疼哭了。

周同学初三时因为长时间坐着，学习忙又不爱喝水，久而久之就得了痔疮，有时候大便时会有点疼，出点血，不过次数并不怎么多。

上了高中以后，他的痔疮更加严重了。按说这个年纪的男孩儿爱跑爱跳，运动量很大，在这种情况下，痔疮只能缓解，不会加重，为什么周同学恰恰相反呢？

他忍着疼痛，悄悄告诉我："初中毕业后，我的痔疮还不太严重。可是上了高中后，学校环境变了，关键是教室到厕所的距离太远了，课间10分钟根本不够来回一趟蹲个大号。所以每当便意来临，我只能忍着不去，久而久之我的痔疮越来越严重了。不过这次引爆它，还怪我自己，真是自作孽，不可活。"

他顿了顿，嘱咐我千万别把这件事儿告诉他妈妈，然后更小声地说："痔疮爆炸那天，我和同学聚会，我最喜欢的女孩儿要去加拿大留学了，所以心情郁闷的我一个劲儿地吃超级辣的麻辣烫，还喝了两杯白酒……回家'菊花'就崩溃了，走路都不利索了。林医生，我的痔疮突然如火山爆发，跟我心情抑郁有很大关系吧？"

他这话我没法接，哪个少男心里不藏着个美少女？周同学还想把自己所受的痛苦套上高大上的情伤外包装。不过我想在巨大的"菊"部疼痛面前，他现在一定没心思想那个即将离她而去的女孩了。

"你呀，小小年纪就喝酒，加上超辣的刺激性食物，怪不得诱发了'菊'部如此惨烈的革命，以后可长点心吧。有便意了就去上厕所，别憋着，一定要养成每天排便的习惯，如果有时间，上完厕所一定要活动一下屁股，方便的话，一定要经常清洗'菊花'。"

"林医生，我一定听您的。您知道吗，我每次蹲完大号就出血，血量太多根本止不住，垫点卫生纸根本不管用，有一次我垫了一片卫生巾，结果课间同学跟我打闹不小心掉了出来，要多丢人有多丢人！每次上体育课，别的同学打篮球，而我只能站在树底下，悲催地乘凉，连坐也不能坐。这次好了以后我一定洗心革面，重新做人，毕竟我已经算经历了人世间最大的痛苦。”

“哟，才多大啊就人世间最大的痛苦了，痔疮固然很疼，但是人生还有很多比痔疮更痛的事。身体的疼痛容易挨过，心理上的痛苦往往更折磨人。”

我们每天在医院里看惯了生死。对于医生来说，最终抢救无效，患者停止了呼吸，没有生命体征，就算是去世了。可是对于家属来说，这才是痛苦的开端，你若是问失去亲人的痛苦比起看着他们受病痛的煎熬之苦，哪个更重？我只想说，这么残忍的问题亏你想得出来。周同学年纪尚小，人生正美好，我当然不会对他说这些。

突然周同学恍然大悟地说：“林医生，我现在还好，虽然痛得惨不忍睹，但是肯定没有得了痔疮的孕妇受罪。毕竟她们为了肚子里的小宝宝宁愿忍着变态的疼痛，而我还能随心所欲的接受治疗。”

想不到周同学小小年纪就能够推己及人，满怀仁爱之心，他将来倒是很适合做一名医生。他的话题令我想到今天上午的一位患者，一位怀孕六个月的准妈妈。

怀孕之前，这位女士是朝阳CBD商务区的高级白领，因为长期坐着工作，熬夜加班，经常因为赶时间而来不及吃早饭，晚上呢又常常跟朋友们一起去聚餐，她还是一位无辣不欢的主。要知道，熬夜饮酒、辛辣刺激食品都是痔疮的最爱，所以她毫无疑问地患上了痔疮。每次大便都需要用手把脱出来的痔送回去，每次总会见血。总之，怀孕之前“菊”部情况已经到了水深火热的程度。

今天上午她挂了我的号，小心翼翼地摸着刚刚鼓起的肚子，一进门就问：“林医生，我的‘菊花’快掉下来了，您快帮我看看，我这是痔疮还是直肠癌之类的，担心死我了。我跟您讲，怀孕后我滴酒不沾，闻不得呛鼻的味道，也吃不了油腻的食物，每天只喝粥，吃水果蔬菜；而且我每天早晚都散步运动，当然怀孕之后为了专心养胎，我请了产假和过去几年积攒的年假，所以基本没怎么上班了。我这样健康有节制地生活，应该不会是痔疮复发吧？可是我最近上厕所，‘菊花’又出血了……上天为什么总是跟我过不去？”

“我还没有检查，但是你应该没有得别的大病，就是痔疮。因为妊娠可引起腹压的逐渐增高，随着子宫体的逐渐增大，下腔静脉受压也日益加重，特别是胎位不正时，压迫更为明显，直接影响直肠下端和肛管的静脉血液回流，致使痔静脉充血、扩张从而诱发痔疮。另外，妊娠时体内激素水平会发生重大变化，女性体内的孕激素、松弛素等会大量增加，使得体内的纤维结缔组织变得松软而富有弹性，造成水钠潴留、血管扩张，从而使得痔静脉更容易出现瘀血、曲张。据统计，孕妇痔疮的发病率可高达76%左右。所以无论你怎么预防，都难逃痔疮的魔爪。”

“哎呀！真是躲得过初一，躲不过十五，看来上天注定让我受这一茬罪了。”她无奈地说。

经过检查，她只是痔疮脱出而已，情况并不严重，但是出血很多，这对孕妇来说非常不利。妊娠妇女本身易发生贫血症状，再加上痔疮造成的出血，将使贫血症状更加严重，这不但影响孕妇自身的健康，也影响胎儿的正常发育，易造成胎儿发育迟缓、低体重，甚至引起早产或死亡。

孕期患上痔疮一般是内痔或者混合痔。内痔或混合痔最常见的症状是便时出血。由于痔块不断变大和脱出，以至孕妇在行走、咳嗽等腹压稍增时，痔块即能脱出，无法进行活动，加重了孕妇在妊娠后期精神和身体的负担。

对于所有“菊”部问题严重的患者来说，痔疮虽然算不了什么大病，但的确特别影响生活质量。这也是痔疮最折磨人的地方。这位准妈妈是内痔脱出，她一共有3个痔核，两大一小，不过经保守治疗应该可以缓解，这也是我给她的建议。

“林医生，怎么保守治疗？我现在肯定不能吃消炎药。”

“除了常用的物理疗法，治疗孕妇痔疮简便有效的方法是采取食疗。一是经常多吃些高膳食纤维的食物，如各种根茎类蔬菜、水果和糙米饭等。这些食物中的膳食纤维能作为粪便扩充剂，在大肠内吸收水分而膨胀，增加大便的重量和体积，且能软化大便，刺激肠壁蠕动，增强便意；能加速粪便在肠道的运转，使排便容易、迅速，避免便秘，减少直肠末端血管受到腹部的压迫。二是要忌食辣椒、蒜、葱、姜、酒、胡椒粉等刺激性食物及调味品。因为这些食物及调味品能刺激直肠肛门部位的血管再度充血和扩张，诱发或加剧痔疮。三是要多吃些富含维生素E的食物，如谷类、蛋黄、动物肝脏、贝类以及坚果等。”

“林医生，如果以上医嘱我都做到了，就算是一个合格的准妈妈吧？我还以为按照保健书上做就能预防孕期痔疮了，没想到注定带着它迎接宝宝的到来。呵呵，痛并快乐着，只要没有别的病我就放心了。”

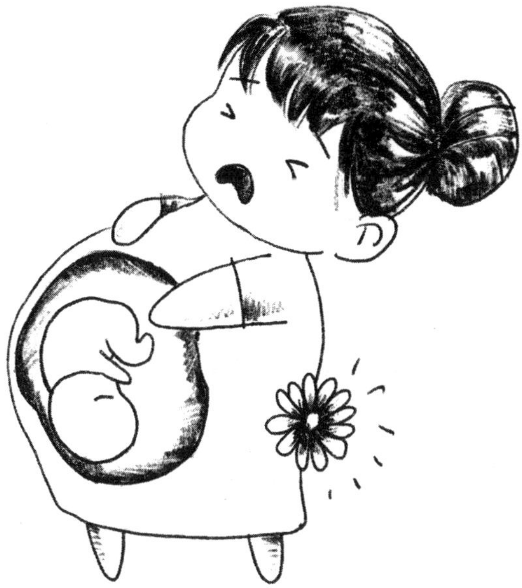

每个当妈的必经“痔”路

这位准妈妈开朗豁达，对小宝宝的生长发育有很大的好处。她怀孕六个月了，所以我提醒她：“特别是妊娠后期，你应避免久坐久立，要适当做些户外活动，每天早晚作两组提肛运动，就是主动‘菊花一紧’，每组30～40次，对预防和治疗痔疮很有帮助。还应注意肛门卫生，便后用温水洗肛门，养成定时排便的习惯，会使你受益终身。”

痔疮的高发人群主要是久站、久坐和长期便秘者，有不良排便习惯者以及生活饮食不规律者。大家平时一定注意保养好自己的“菊花”啊，“菊花残，满腚伤”。平时不注意，等到得了痔疮，疼得你后悔都来不及。

甩不掉的跟屁虫——痔疮

在医院住了一天，进行术前基本准备工作的周同学，第二天就可以手术了。

他问我："林医生，这次手术以后，就能斩草除根了吗？我就能此生无忧，再也不用担心犯痔疮了吗？"

我解释道："痔是身体的一部分，每个人都有。一般情况下，你见或者不见，它都寂静地长在那里，只有等它脱出来、肿大到疼痛难耐时才需要治疗。所以你手术以后还得多加注意，只要保持良好的生活习惯，痔疮就不会变得很大给你找事了。"

周同学低头问道："它居然这么顽固，后患无穷，不能根治吗？"

我回答道："不要这么杞人忧天，痔疮根据发生的部位不同分为内痔、外痔和混合痔，脱在外面的痔疮一般是外痔。而痔疮的治疗原则是：'没有症状的痔不需治疗，有症状才需治疗，而且以保守治疗为主'。也就是说，即使你得了痔疮，如果没有明显的不舒服，哪怕有一部分痔脱在外面，也不用非得去切掉。"

周同学无语凝噎半分钟后，忍着疼说："那我也太倒霉了吧？难道是上天有重大的使命派给我？子曰：‘天将降大任于斯人也，必先苦其心志，劳其筋骨，饿其体肤，空乏其身，行拂乱其所为……’”

“不是所有痔疮都需要切掉的，内痔分为4度（或4期），1度是由于各种原因诱发痔疮，比如吃了辣椒、喝了酒或者熬夜久坐以后，而且痔疮出现了症状，比如便血、疼痛，或者肛门瘙痒等，但是痔疮没有脱出来，这是1度。2度内痔就是除了出现上述的各种症状外，解大便的时候痔核会往外翻出来一些，我们医学上称之为‘脱垂’，但是当你解完大便一提裤子痔核自己就又缩回去了。3度就是痔核脱垂以后，不能自己回缩，需要用手托回去。4度呢就像一朵花一样开在肛门外面，根本就托回不去了。你呢就属于混合痔3至4度……挺严重的了，严重影响生活质量，所以需要做手术了。”

周同学疼得死死地抓着床单说：“您说得对，我现在是度日如年，不，应该是度秒如年……真难受……可是如果我以后犯了痔疮，没有这么严重，但是也挺膈应的时候，该咋办？”

“这个好说。涂抹一些专治痔疮的中成药膏剂，或者经肛门塞入一些痔疮栓剂，都是很管用的。如果有炎症的话，每天可以用高锰酸钾溶液坐浴，这种高锰酸钾溶液浓度是1∶5000或者1∶3000。痔疮很常见，‘十人九痔’嘛，只要你不疼不痒可以不处理。即使犯了痔疮，出现症状也可以先用点药物进行保守治疗，为什么非要去切了它呢？再说了，痔疮的发作和饮食习惯、生活作息等密切相关，即使我给你做个铁屁股，做完以后你乱吃乱喝也还是要复发的。另外，痔疮还可以采取硬化剂注射、胶圈套扎等处理，不一定非要开刀手术。”

“不过我注定要把它切掉，来医院之前我妈给我拿的那些药里有中药液，也是用来坐浴的，可惜对我来说没什么用，还是要一刀切。”

“如果是出血严重的2度内痔，或者重度的3、4度内痔，还有疼痛剧烈的外痔，尤其是血栓性外痔，就需要手术治疗了。”

“林医生，我……绝对不会‘二进宫’的，等出了院，我一定痛改前非，重新做人。”

“痔疮发作的疼痛程度可以与女人生孩子的疼痛程度相媲美——12根肋骨同时断裂的剧痛，所以我相信你也能长记性了。”

“我知道了林医生，我等着明天的手术……”

“你尽量多休息，天大的痛苦都会过去的。”

我刚和周同学说完话没多久，周同学隔壁床的80多岁老大爷和他的家属开始吵吵闹闹起来。

“你们瞒着我是吧？我有知情权，我有自己身体状况的知情权！”

“爸，我们没骗您，您真的只是痔疮，不是直肠癌，不信您问林医生，林医生就在那儿呢！”

痔疮与直肠癌，傻傻分不清

我快步走到老人家的病床前，笑着说："怎么了，老大爷？不管有什么事儿，大家小声点儿，其他患者还需要休息呢。"

老大爷是今天刚住院的患者，他是3至4度内痔脱出，需要手术治疗。每次大便都出血，老人家以为自己得了直肠癌，忍着不去看医生，直到疼痛忍无可忍了，这才告诉忙碌的儿女，让他们带着来医院。

这不，现在老爷子仍然怀疑自己得了直肠癌，还怀疑儿女们隐瞒病情，正跟这儿发火呢。

我走过去时，老大爷正倔强地半靠在床上，生气地看着眼前的3个儿女。他大女儿见了我就跟见了救星一样，忙说："林医生，正好你在，我也不用再去找你了，快跟我爸解释解释，他得的真的是痔疮，不是直肠癌。唉，这顽固的老头儿，真是头疼死我了，有谁没事儿盼着自己得直肠癌啊！"

大爷听到了女儿的话，生气地说："痔疮我又不是没得过，痔疮哪有这么疼！这疼……只有小区保健讲座里说到的什么癌痛，才会这么疼！"

老大爷倔强起来，力道十足，说话的声音也大，我真替他的"菊花”捏一把汗。老人家见我过来了，气消了大半，半命令地问：“小林，你跟我说实话，我到底是不是直肠癌！别怕我担心，我是上过战场经历过枪林弹雨的人，死都不怕，还怕癌症吗？我就是看不惯家里这帮小兔崽子瞒着我！”

这位身体硬朗的大爷是我亲自检查的，确实是痔疮脱出，因为85岁大寿那天酒喝多了，脱出来之后再也没有回去过。这也是大爷的第一次痔疮脱出，所以不明真相的他以为自己过了85岁大寿之后迎来了晚年生活的癌症大敌，怕儿女担心，硬扛着不去医院。硬撑了半个月，痔疮越长越大，实在忍无可忍才来看医生。要我说，这位老大爷是我见过的最有毅力的人之一。

一般情况下，家里老人真得了癌症，家属普遍都是要隐瞒一下的，不过患者也不傻，最终都会知道，只是谁都不愿意捅破这层窗户纸而已。可是这位老大爷，你真的是痔疮不是直肠癌啊！

我这个医生怎么解释都没用，老人家一口咬定：“小林，你也帮着他们瞒我？作为患者，我是不是该有点儿知情权？”

我无言以对，老大爷振振有词地对眼前的儿女们说：“你们一个个的整天说工作忙，有饭局，周末孙子孙女要上补习班，一年到头最多只回两次家，一次是我过生日，一次是你妈过生日！这次要不是我快死了，你们哪儿能都来呢？还把我可爱的外孙、乖巧的外孙女也带上了？”

白天确实有两个10来岁的小孩出现过，据说那是老人家小女儿的一双儿女。这下，无言以对的是老人家的儿女们。老爷子脾气大，儿女们一回家他就要训孩子，所以大家都不大愿意回家。这次老爷子生病，儿女们都很孝顺，所以都推掉工作来医院陪着。没想到，这成了老人家怀疑自己得癌症的最大依据！

既然口头解释老人家不听，那只能拿出科学依据了，我说："老大爷，明天我给您做手术，等您出院时我亲自向您解释您得的就是痔疮，我拿出科学依据，保证让您信服。"

老爷子这才算消停了。

术后，老爷子恢复得非常顺利，肛门也不怎么疼了，临近出院，他特意让家属把我叫到病床前，说："小林，我明天出院，你说过给我个科学证据的。"

我早已经准备好了有关痔疮和直肠癌的彩色图片，还有老人家的手术图片。首先我给老人家讲解了痔疮和直肠癌的不同。

"痔疮和直肠癌是两种不同的病，痔疮本身不会变成癌。

"痔疮本质上是一个曲张的静脉团，肛门局部静脉曲张了以后，大便一蹭破了就会引起出血。它不是上皮细胞来源的恶性肿瘤。为什么您家里养的猫和狗不得痔疮，而人就会得呢？因为人是直立行走的，在重力的作用下肛垫下移，然后静脉就容易迂曲，迂曲以后就形成痔疮。人类四肢上的静脉都有静脉瓣，但肛门部位的静脉却没有静脉瓣，所以大便时痔疮出血可以很厉害，甚至是喷射状出血。不过痔疮出血也有一个特点，就是解完大便起身后出血就可以止住。而肠癌是另外一种概念，不管内因和外因，只要大肠黏膜上皮发生癌变了就形成大肠癌[1]，它跟痔疮是两码事，一个恶性的，一个良性的。"

---

[1] 大肠癌包括结肠癌和直肠癌，也可称为结直肠癌。

老人家很认真地听着，我继续说："痔疮的出血我刚才跟你们说过了，在某些情况下，比如喝酒、吃辣椒以后，或者便秘时大便干燥，上厕所的时候发现手纸上有血，或者滴血，甚至厉害的时候出现喷血。但这种出血呢，一般比较鲜红，而且跟大便不混在一起，大便是大便，血是血。另外，它没有大便习惯的改变，就是平时一天一次还是一天一次，还很规律的。这种出血一般是痔疮的出血。

"直肠癌的出血就不一样了，出的血可以是鲜红的，也可以是暗红的，而且血跟大便有可能混在一起，还会伴随大便习惯的改变，比如说，以前很规律，一天一次，最近怎么老是大便，一天三四次大便，解了又解，而且出现里急后重[1]，或者最近肚子有点疼了，体重下降消瘦了，这种就可能是直肠癌出血。您觉得是不是不一样？如果是结肠癌，有时候腹部能摸到一个包块，有时候会出现贫血。而痔疮导致的出血，除非血出得特别多，一般不会贫血的。"

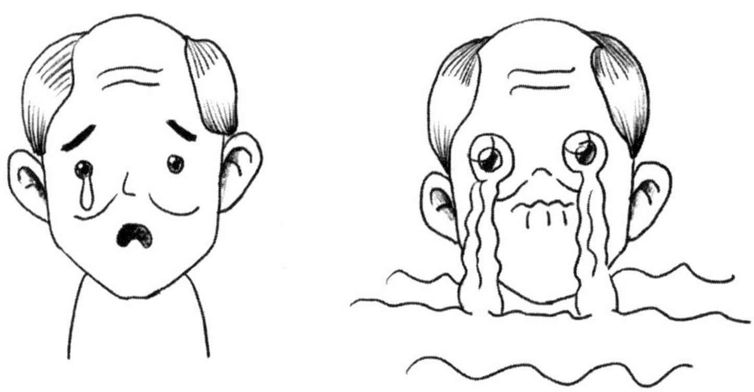

是痔疮还是肠癌，傻傻分不清

[1] 里急后重是指便前腹痛，急迫欲便，大便时窘迫不畅，肛门重坠，有欲下不下之感。

“好像是你说的那么回事儿。”老人家慎重地点点头，不过他紧绷的脸已放松了不少。

其实老人家身体很好，只是贪杯了，那天又吃了不少辣子鸡，所以引爆了痔疮。不过经过我专业的教学式的解释，他决定高高兴兴地出院了。

老人家问我：“没得癌症是很不错，不过癌症最爱欺负像我这样的老弱病残，尤其是大肠癌。小林，你说为啥现在的人很容易得大肠癌呢？”

“您说得对。现在大肠癌发病率越来越高，正以每年4.2%的速度增长。为什么这么高呢？主要有以下几个原因。

“首先跟人们吃的东西有关系。以前经济条件不好的时候，我们吃的腌制食品比较多，食道癌和胃癌的发生率比较高，但是现在随着生活水平的提高，大家都吃得好了，精细食品多了，膳食纤维含量却少了，排便运动就慢了。我们吃的大鱼大肉含有高脂肪、高蛋白，经过消化以及肠道细菌的作用后会产生一些毒素，因为便秘，毒素又不容易排出去，刺激了肠道上皮细胞，就容易发生癌变。

“其次是肠道慢性肠炎的反复刺激。您知道长期的慢性肝炎容易得肝癌吧，同样的道理，慢性肠炎反复刺激，尤其是溃疡性结肠炎，也容易发展成大肠癌。血吸虫病也是一样，血吸虫埋伏在这肠壁黏膜里头，反复刺激以后也可以导致癌变。有些癌前病变，比如说大肠腺瘤，最终可能会发生癌变。

“第三是遗传因素。遗传性大肠癌，或者有大肠癌家族史，以及患有家族性腺瘤性息肉病的人，发生大肠癌的概率就比较高。

“第四是盆腔放射。有研究表明，接受过盆腔放疗的患者罹患直肠癌的概率升高。还有胆囊切除史，有研究提示，胆囊切除术后，胆汁直接排到肠子里面，反复刺激后，大肠癌的发生率有可能升高。

最后还有吸烟之类的，已有研究表明，吸烟跟多种癌症包括大肠癌的发生相关。

其实，上述这些就是大肠癌的高危人群，应该积极进行大肠癌的筛查，包括大便潜血检查和结肠镜检查等。”

老大爷认真地说：“我这个老头子一辈子没有戒烟，为了不得大肠癌，我决定把烟戒了。虽然我85岁了，不过对我来说，自由自在的美好生活才刚刚开始，听听戏，遛遛狗，多惬意。”

我认真地点点头，心想：确实，安享晚年是一种福气。为医者，就是希望所有人好好爱惜自己的身体，健康地度过一生，等到了晚年，也可以有资本对身边的人说：“自由自在的美好生活才刚刚开始。”

另外，保持肛门部位清洁也很重要。肛肠是贮存和排泄粪便的地方，肛周极易受细菌的污染，从而诱发感染。尤其是孕妇，便后温水冲洗，勤换内裤，保持肛门周围的清洁，注意下身保暖，避免久坐久立，注意孕产期保健，自我按摩，及时用药。市面上有很多治疗痔疮的栓剂和膏剂，还有口服用药和坐浴用药，一旦碰上轻度的痔疮，及时使用，能起到良好的治疗效果。

第四章 要想肠道好，菌群、神经不能少

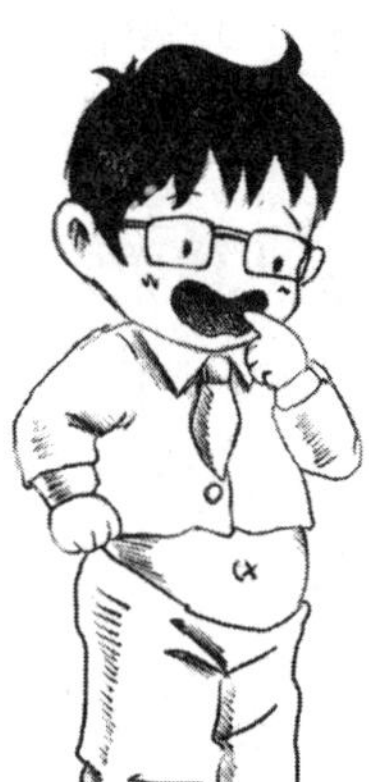

今天挺着老腰，在“菊花”手术间，做了4台腹腔镜结直肠手术，然后哼着小曲《菊花草》就回家了：

我从门诊来，带着菊花草，
种在病房中，希望花开早。
一日看三回，看得花时过，
菊花却依然，苞也无一个。

厉害了，我的肠道菌群

在科学并不发达的过去，我们的老祖宗就以高妙的智慧把日积月累的生活经验总结成简单的成语、谚语和俗话。举个最简单的例子——在肠道研究几乎为零的古时候，我们中国就有一句老话：病从口入，祸从口出。前者教我们注意饮食卫生，后者教我们待人接物的道理。

所谓“病从口入”，这个理儿你还真不服不行。据统计95%以上的疾病直接或间接与消化道有关，5%的疾病与肠内微生态有关。人体的第一道免疫防线是皮肤、黏膜，而胃肠道黏膜是人体面积最大的长城！足足有300平方米，仅仅比标准的篮球场小一点。作为这长城上驻守的边防部队，胃肠道微生物菌群微生态的平衡和健康，是保持人体免疫力的重要一环，因为它们可以吸收营养、维生素等活性物质，并能有效地消除和分解有毒物质。

有天下午，我在特需门诊接诊了一个胖胖的女患者。她是因为在上班时间晕倒，被送来医院的。据她的同事说，她最近在节食减肥，每天除了晚上喝一杯酸奶，其他的东西一概不吃，就连水都很少喝。

连输两瓶营养液之后，患者醒了过来，又喝了两支葡萄糖，她的基本情况才算稳定了。

我问她："你还有什么不舒服的？"

她说："我好多了，不过还是觉得浑身无力，头晕眼花。"

我问："你几天没吃东西了？"

她低着头想了想说："大概15天吧……也不是完全不吃东西，每天还喝一杯酸奶呢。"

我又问她："你这是在节食减肥呢？"

她这不叫节食叫绝食啊，这女人真狠啊，对自己也狠得下心。

她纠正我说："医生，这不叫节食，叫断食。这是我从网上学来的方法，好多人这么做，最后减肥成功了。"

我问："断食减肥，不是一点儿东西都不能吃吗，你每天还喝一杯酸奶？"

她特自豪地说："我喝酸奶是为了维护肠道正常细菌菌群平衡，以防止我减肥期间便秘、下痢和胃肠功能障碍等疾病的发生。"

看来她为了减肥做足了功课，说起话来一套一套的。不过就这点而言，她说得没错，维护肠道正常细菌菌群平衡，对我们的健康十分有利：正常菌群可以抑制病原菌的生长；增加肠道内维生素、氨基酸含量，同时提高机体对钙离子的吸收；增强人体免疫机能，预防抗生素的副作用；综合调理肠胃机能，恢复肠胃代谢平衡。

我又问："酸奶虽然好，可是空腹喝酸奶很伤胃的，你知道吗？"

她更自豪了："我喝的酸奶是我自己在家里做的，我用的是双歧杆菌酸奶发酵菌，干净又健康，双歧杆菌是肠胃疾病的克星，这一点您比我更清楚呀！”

看来我今天棋逢对手，遇到一个有专业知识的患者，她居然还想将我的军！可惜的是，她聪明反被聪明误，老话说得好，人是铁饭是钢，一顿不吃饿得慌。怎么能随便糟蹋自己的心肝脾肺肾呢？

就事论事，她说得没错，双歧杆菌是肠胃病的克星。1899年，法国学者蒂塞尔从母乳喂养儿的粪便中分离出来一种厌氧的革兰氏阳性杆菌，因为末端常常分叉，所以被叫作双歧杆菌。

双歧杆菌是肠胃有益菌的保护者和领导者，堪称人类“第一益生菌”。如我上文所说，胃肠道菌群的动态平衡特别重要，它是健康的前提和标准，是多种营养要素的源泉，是人体基本健康的保证。

她问：“难道我说得不对吗？我听网上说，酸奶里的双歧杆菌还能美容养颜呢！”

的确，就美容、抗衰老、延缓皮肤老化的作用而言，双歧杆菌真的是一味廉价仙丹。

我说：“是没错，但是你不该绝食呀，一旦绝食，你就是一天吃一根人参也保证不了身体健康。减肥有减肥的正确方法，少吃多运动，坚持是根本呀！”

双歧杆菌除了上面提到的作用，还有很多其他功效，它是人体肠道的守护神，能增强人体免疫机能，预防抗生素的副作用。研究表明：补充双歧杆菌可以快而彻底地杀灭胃肠道有害菌，30分钟就能生效！它还是一个默默无闻的奉献者，在肠道内合成维生素、氨基酸和提高机体对钙离子的吸收，同时降低血液中胆固醇水平，把高血压扼杀在摇篮之中。双歧杆菌还能改善乳制品的耐乳糖性，提高消化率并具有抗肿瘤的神技呢。

总之，双歧杆菌对人类的巨大贡献可以写成书，载入史册了。我想这也是她即使断食减肥也要喝酸奶的原因吧，可是肚子里空空荡荡，双歧杆菌保护谁去呀？

她瘪了瘪嘴说："因为太胖了，减肥之路孤独又漫长，老公孩子都不管用，只有酸奶可以陪着我。我已经胖了30多年，我可不想余生带着一身肥肉度过，我的体内藏着一个美丽的天使，我要一刀一刀把她凿刻出来。"

作为一个胖子，我很理解她的无奈，同胖相怜嘛！俗话说一白遮百丑，一胖毁所有，何况还是爱美的女孩子，肯定是忍受不了自己长胖的。可是不吃饱，哪儿有力气凿刻自己优美的线条呢？

每个人都不是孤岛，我们都生活在微生物的海洋中。少数微生物是致病性的，多数是无害的，甚至是必需的。不仅仅是人类，许多动植物的生长发育都要依靠共生的微生物，它们其实是密不可分的合伙人。

是什么决定了哪些微生物能和我们共生，帮助我们调节免疫系统呢？

答案是人类强大的基因。这些微生物从我们呱呱坠地起就附着在口腔、胃肠道、生殖道内壁等黏膜组织上。这些存在于与外界相连的通道的微生物，会作为免疫系统的一部分，保护我们，把疾病拒之"口"外。另外，早期附着的微生物菌群可能会影响我们一生的炎症反应，比如过敏，人们对什么过敏就和婴儿时期附着在身上的微生物菌种有关。

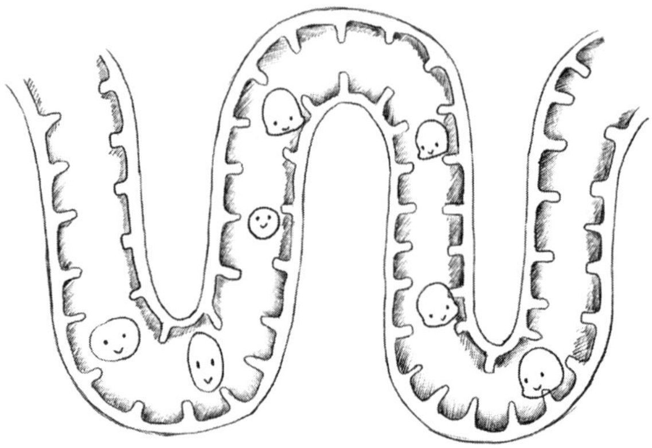

益生菌——肠道好帮手

但是维持健康对微生物菌群来说，不是一件容易的事。饮食、疾病、用药都会使菌群失调，何况我们目前对微生物的了解只是九牛一毛。随着科学技术的发展，我们对微生物菌群的了解会越来越多，也会逐渐开发对人类有益的益生菌。

胖瘦“菌”注定

“医生我就想瘦个身而已，怎么就那么难？从大学毕业开始到今天，我的减肥大业已经持续了10多年，不但没有瘦，反而越来越胖了！”

“作为一个多次减肥未遂的胖子，我特别理解你的无奈，但是再胖也不能绝食，健康最重要了！人生是万千财富，但是健康是打头的‘1’，如果没有健康这个‘1’，其他的‘0’再多也没用。”

“难道我天生就是胖子的命？为什么有的人吃什么都不胖呢？我单位有个女孩儿，饭量是我的3倍，可是她很苗条，真让人羡慕嫉妒恨。而我呢，喝一口凉水都长肉！”她欲哭无泪，胖胖的脸鼓得像一个气球。

“我相信你减肥减了很久，每一次减肥都下了很大的决心，可能短期会瘦下去，而一旦恢复饮食，体重会立刻反弹，身材甚至比之前还要胖。为什么有的人喝口水都长肉，而有的人大吃大喝仍然能保持苗条的身材呢？而且你会发现，生活中一些人，特别是中老年人怎么减身材也瘦不了？”

“那是为什么呢？”她瞪大了眼睛问道，想必是与我“同胖相怜”了。

“肠道菌群与肥胖有一种特别微妙的关系，肠道菌群没调理好，炎症、肥胖、癌症都会来。很多人拼命减肥，却怎么也瘦不下来，不是他们不努力，而是他们身体里有一种细菌，决定了他们只会胖，不会瘦。”

人体肠道菌群很多，其中让人变瘦的菌群属于拟杆菌门；容易让人变胖的菌群有放线菌、厚壁菌门、大肠杆菌、志贺菌属。

已有研究表明，肠道菌群的存在，能提高人们从食物中摄取能量的效率、调控脂肪代谢以及引起低水平的慢性炎症反应，从而导致体重的增加和肥胖的发生。研究还发现，肥胖者体内75%的肠道微生物基因来源于放线菌，而体重正常者42%的肠道微生物基因来源于拟杆菌门。

绝大多数肠道菌属于厚壁菌门和拟杆菌门，实验表明，肥胖鼠肠道厚壁菌门比正常鼠显著增多，而拟杆菌门则明显减少，尤其以大肠杆菌和乳酸杆菌为明显。

还有人做过这样的研究：12名肥胖患者坚持低脂、低糖饮食一年，体重明显减轻后，肠道中拟杆菌门微生物的比例升高，而厚壁菌门微生物的比例下降。另外，作息也会影响肠道菌群的变化，作息不规律的人更容易发胖。

美国曾经有一位肠道病菌感染者，高烧不退并伴有腹泻，使用过大量的抗生素后病情依旧悲催地复发了。为了治疗，医生找来了健康人6个小时内的新鲜粪便，让患者按照比例混合在水里服下。这种治疗方法虽然听起来很恶心，但是它在抗生素反复治疗而病情仍无法控制的情况下，疗效最好。还有一次，一位接受粪便移植的患者发现手术后不可控制地胖成球了。原来，这些粪便的提供者就是一个超重的胖子，移植了胖人的粪便，使肠道内菌群环境发生了改变。几乎所有接受粪便移植的患者都说术后饮食习惯可能变得更像粪便提供者了。

这件事情令美国麻省总医院的科学家们深受启发。2016年1月，他们曾经申请开展一项临床试验——将瘦子的粪便制成胶囊给胖子吃，从而达到减肥的效果。人类为了减肥真是绞尽脑汁啊！但是减肥是一件综合发力才会有效果的事情，即便是真的暂时改变肠道菌群瘦下来，也并不意味着以后可以高枕无忧了，不改变自身的饮食习惯和作息规律，"假瘦子"还是会胖回来的。

我问："假如有一天，减肥机构发明出来了人类粪便制成的胶囊，为了减肥，你愿意吃吗？"

她很坚决地摇摇头。

"没人愿意吃屎，一般人的肠道菌群也没有紊乱到那么严重的地步。其实在日常生活中我们可以通过调整饮食习惯，增加瘦菌群，从而达到减肥的目的。"

怎么调节饮食呢？重点就是改变瘦菌群的环境和增加瘦菌群的营养物质。

一来我们要营造瘦菌群喜欢的环境。怎么做呢？答案是多吃全粮。所谓全粮，是指仅仅脱去了种子外面的硬壳，没有再进一步做任何加工的天然、完整的谷类、豆类和坚果类的籽粒和果仁，尽量是直接煮或蒸着吃。全粮富含膳食纤维，而膳食纤维对人体而言，具有非常重要的生理作用。其中，可溶性纤维在胃肠道内和淀粉等碳水化合物交织在一起，可延缓碳水化合物的吸收，起到降低餐后血糖的作用；不可溶性纤维则促进胃肠道蠕动，加快食物通过胃肠道，减少吸收，还能在大肠中吸收水分软化大便，防治便秘。

二来我们要抑制胖菌群的生长、增加瘦菌群的增长。怎么办呢？没必要吃药，我们讲求食药同源。研究表明，葡萄籽原花青素可能具有调节肠道菌群的功能。但是光吃葡萄籽、葡萄皮，单兵作战不仅口感不好，而且还可能起不到好的效果。不过我们可以喝干红，干红是葡萄肉、葡萄籽和葡萄皮一起酿制出来的，可以说是升级版的原花青素提供者，其原花青素含量多、纯度高。干红葡萄酒里还含有多种矿物质、维生素、氨基酸及醇、脂、酸、醛、酮、酚类等营养成分，丰富的酚类生物因子“白藜芦醇”及黄酮类生物因子“原花青素OPC”，具有抗氧化、清除身体自由基、促进血管通透性等良好作用。鲜葡萄一年四季不一定都能吃到，喝干红葡萄酒多好，干红葡萄酒还是浓缩的，在加工过程中不添加任何其他物质，你喝一小杯顶你吃很多葡萄了。

还有麦冬多糖也可以改善肠道菌群多样性，促进肠道益生菌的增殖。可以多喝一些麦冬饮来改善肠道菌群。

第三，我们要增加瘦菌群的营养。益生元是一种膳食补充剂，它还是肠道益生菌的食物，对于维持益生菌的数量和状态起着至关重要的作用。常见的益生元包括菊粉、低聚果糖、低聚半乳糖、乳果糖和低聚阿拉伯糖等，大豆、黄豆、黑豆、青豆、洋葱这些常见的食物中都含有丰富的益生元。

“所以在健康的前提下减肥才是科学的减肥，像你这样连续十多天不吃饭，肠胃弹尽粮绝会闹革命的。

她点点头："减肥是千年大计，打小儿我就胖，竟妄想着短期内瘦成一道闪电，现在想想太搞笑了。说不定我的胖是天生的，那些容易让人发胖的菌群从我一出生就存在于我的肠道中，我也没有办法，只等来日方长，慢慢地减吧。"

"食欲是人的自然属性，完全站在食欲的对立面，看起来再辉煌的成果，到头来也只是镜花水月一场空，甚至一不小心自取灭亡……要想减肥，就必须好好吃饭，调养好肠胃，自然就瘦了，健康了。"

小儿肠道无小事

人们自从呱呱坠地的那天起，不仅身体和智力开始飞速增长，肠道也开始了成长的革命。前面提到过，肠道可以说是人体的第二大脑，可以不受大脑控制自行工作，这对刚出生的婴儿来说是再完美不过的一件事儿。

然而，婴儿时期也是肠胃病最多的时期之一，肠胃问题也是数不胜数，常常把家长折磨得晕头转向。

孩子在很小的时候，可能会吐奶、打嗝儿、肠绞痛，长大一点后，腹泻、厌食、呕吐、肠炎也偶尔来访。这一路战战兢兢，孩子总算平安健康地长大了。以上情况想必许多家长都陪孩子经历过，对其中滋味也深有体会。“养儿方知父母恩”，说实话，养育一个孩子真的很不容易。

当宝宝哇哇大哭，来到这个陌生的世界，做父母的最高兴了，经过快10个月的等待终于迎来了自家的小天使。妈妈把新生儿抱在怀里，孩子吃上了第一口奶，接下来他凭借本能，饿了就哭，吃饱就睡。当然这是理想状态，实际上孩子刚刚出生，新手爸妈手忙脚乱，家里一不小心就一片狼藉。

最常见的情况是，喂饱了，也换上了干净的尿不湿，孩子悄无声息地吐奶了。一吐还吐了好多，家长就慌神儿了，心急如焚地抱着孩子去医院，担忧地问："医生，我们家孩子怎么吐了？"

首先，大家要分清新生儿呕吐与溢奶的区别。呕吐是指胃内物被强有力地喷出，溢奶则指食道或胃中的东西不自主地流出嘴外，容易发生在打嗝、排气时。大部分未满周岁的健康婴儿都会有轻微的溢奶现象，在一岁到一岁半时完全消失。所以新生儿"吐奶"，家长们不必惊慌失措。

孩子逐渐长大，这时候再发生呕吐现象，家长就一定要留心了，因为一些感染性疾病如中耳炎、咽喉炎、肺炎、泌尿系统感染及中枢神经系统疾病等都会引起呕吐。孩子如果呕吐，很可能是得了以上这些小儿常见病。临床上单纯表现为呕吐的胃肠病也不少，如慢性胃炎、溃疡，由此造成的呕吐为慢性且具复发性，因此需做胃镜检查以明确病因后再作治疗。由中枢神经系统病变引起的呕吐则主要表现为喷射性呕吐，有时需要做头颅CT及腰椎穿刺才能确诊。

反复而剧烈的呕吐，可引起脱水、体内电解质失衡、代谢性中毒及营养障碍。呕吐原因很多，在不同年龄层需要考虑不同疾病。

腹胀、腹泻、腹痛是小儿常见病，一年四季常发，特别是春夏之交。受凉是引起腹痛腹泻的主要诱因，由于气候转暖，很多人一下子脱得太多，尤其是外出户外活动，特别容易忽视保暖，极易发生着凉而诱发疾病。

记得我女儿小时候每次出门，她妈妈总会把她裹得严严实实的，如果在公园玩得出了汗，会及时给她脱掉比较厚的外套。室内室外穿衣薄厚是不同的，玩闹时和安静时的穿着多少也不同。

养孩子，是个细致的活儿。

饮食不当也是造成胃肠道疾病多发的重要因素。特别是夏天，气温升高让不少人饮食习惯大变，如开始大量进食生冷硬的食物，大量饮用软性饮料，对存放在冰箱里的食品未经加热就直接食用等，这些都会刺激胃肠道而诱发疾病。

当我老婆看到一则不吃饭只吃零食的中学生得了胃癌的新闻之后，惊呼饮食的重要性，也加强了对女儿的管束，下了饮食禁令：不让喝冰凉的碳酸饮料，少吃油炸食品，禁止吃小摊上的食物……

有一次一个朋友打电话向我求救："我家孩子总说自己肚子疼，去医院检查，做了小儿肠镜，并没发现什么病症，都快愁死我了，你说这到底怎么回事儿？我给他报了两个辅导班，一个兴趣班，今天都没去，白花花的银子就这么没了，心痛啊……"

小孩子都会有肚子疼的情况，慢性胃炎是小儿腹痛尤其是上腹部疼痛最常见的原因。通过小儿胃镜的检查，发现很多孩子的胃病是由幽门螺杆菌引起的。但是他们家孩子胃镜检查没发现病变，则很可能是功能性腹痛，主要是环境和精神压力造成的，现在家长常常对孩子进行超前教育，学习压力过大的孩子经常发生腹痛。

我说："你少给孩子报几个辅导班，也许他的腹痛就好了。"

他说："我家孩子一直以来听话又懂事，没让我们做父母的操过心。除了很小的时候厌食不好好吃饭……"

还记得几年前他家孩子厌食，他也是这样三番五次地给我打电话请教怎么办。

其实小孩子厌食一定要弄清楚原因，对症下药。首先应明确孩子是否有不良饮食习惯，如爱吃零食、冰淇淋、冷饮等。还有就是家长不要强迫孩子吃饭，这样会让孩子产生吃饭就是受罪的错觉，长此以往，孩子会逐渐形成条件反射性拒食，最终发展成厌食。很多疾病也可能伴有厌食的症状，尤其是消化系统受累时，小孩子最容易厌食。缺锌的孩子也不愿意吃饭。家长对症下药，才能帮孩子治好厌食。

当初我给他推荐“饥饿”疗法。孩子如吃饭时无理由地不吃或不好好吃，他就只能等到下一顿饭时才有东西吃，两餐之间不准吃任何食物。这种疗法似乎很残酷，实施起来却很有效，对孩子正常心理发展也有帮助。结果实行“饥饿”疗法不到一周，他家孩子不再厌食了。

腹泻也是小儿常见病。我这朋友，可能忘记了有一年夏季，他家孩子腹泻，他给我打电话：“林医生，孩子一直拉肚子，我现在带他来医院打点滴，为了防止他再拉，我已经一天没让他吃过东西了，现在买点东西给他吃可以吗？我就是怕吃了东西，拉得更厉害了！”

我严厉批评了他这种错误做法。长期以来，家长们对孩子腹泻防治存在着很多错误的观念。比如腹泻时不让孩子吃东西，一腹泻就立即带着孩子去医院输液，私自给孩子吃抗生素、消炎药。

殊不知，孩子腹泻时营养消耗很大，再不吃东西，就会缺营养，很难和疾病抗争；一般腹泻完全可以服用口服补液盐，非常有效，不用输液；抗生素不仅对轮状病毒感染所致的腹泻毫无作用，还会杀灭一些有益细菌，如双歧杆菌、乳酸杆菌，造成人体内菌群紊乱，微生态平衡被破坏。

孩子腹泻时，要及时补充盐分，饮食一定要清淡。如果孩子是迁延性或慢性腹泻伴有发热者，应该警惕炎症性肠病的发生。

炎症性肠病可引发肠壁红肿、溃疡点（可致出血）等。任何年龄的人都有可能患炎症性肠病，它的临床表现主要有腹泻、腹痛、直肠出血、发烧、体重减轻等。炎症性肠病的并发症有大肠出血、穿孔、停止正常蠕动、膨胀或肠梗阻。另外，还可波及身体的其他部位，如患关节炎、皮肤病、肾结石、胆结石、眼炎以及儿童生长缓慢等。溃疡性结肠炎还会使结肠癌的发病率增高。如果怀疑孩子有炎症性肠病，一定要及时就医。

除了炎症性肠病，小儿常见的肠胃病还有便秘和乳糖不耐受症。现在的孩子喜欢吃汉堡、炸鸡、糖块、饼干和高含糖量的饮料，这些食品脂肪含量或糖含量严重超标，致使儿童大便干硬，便时有疼痛感，相邻两次大便间的间隔有时会达4天以上。

当发生便秘时，应调整饮食结构，保证膳食中有足够的水和食物纤维。让孩子进行适当的体育运动，以刺激胃肠蠕动。吃饭也是促进胃肠蠕动的自然机制，所以进餐时间固定，也会有助于孩子养成规律的排便习惯。如有必要，每日早餐时间可适当提前，让孩子在上托儿所、学校之前有足够的时间排便。

不少孩子中午吃了个冰淇淋或喝了一杯凉牛奶，下午就会发生腹泻、胃胀、痛性痉挛等症状，这就是乳糖不耐受的表现。当孩子有乳糖不耐受症状时，可到超市购买专为乳糖不耐受者生产的奶制品。另外，还可购买滴剂型和片剂型乳糖酶补剂。

还有一种小儿常见肠胃病——肠易激综合征，不过这一点，咱们放到下一节讲。总之孩子肠胃出现问题，家长一定要及时处理，如果情况棘手，一定要及时就医。现在医院儿科针对小儿胃肠道检查设施齐全，可以很快确诊病症，实施治疗。

针对小儿胃肠道检查的方法主要有：上消化道吞钡检查，它适合年龄小的孩子；还有电子胃镜、结肠镜检查，这个适合年龄大一点的孩子；尿素酶呼气试验，患儿只要吹一口气，经特殊仪器检测，便知道是否为幽门螺旋杆菌感染。这种方法简便、无痛苦，敏感性高，适合小儿检查。另外，胃肠功能检测，包括检测胃肠电图、胃肠活动等，可以协助诊断儿童胃肠道功能性疾病，还有食道pH 24小时监测及胃肠、压力监测。

养儿一百岁，操心九十九。从为人父母的那一刻起，就意味着操劳与忧心，不过当看到孩子快乐的笑脸时，就像灿烂的阳光终于冲破了乌云的遮盖，一切都那么舒心，那么明朗。只要孩子们健康快乐地长大，当父母的便别无所求了。

没有什么大不了——巨结肠那些事

小儿肠道事儿中有一个另类的问题——小儿先天性巨结肠。

消化道是食物加工厂，它吸收营养，排出废物。食物经过长长的管道——口腔、食管、胃、十二指肠、空肠、回肠、结肠、直肠、肛管，完成肠道历险记后变成废物，被排出体外。

在肠道黏膜下和环纵肌之间分别有神经丛，里面有神经节细胞。因为有神经支配，所以肌肉会收缩，肌肉一收缩，肠道就蠕动。

肠管的神经是一个互相连通的网络。它的运行通常都是自动化的，不需要大脑去过问。不过总有几个倒霉的孩子，肠道里天生没有神经节细胞。肠子里面没有神经节细胞，那么这个肠子的蠕动就会出现问题。这个比例是5000：1，也就是说每5000个正常出生的宝宝里，就有一个宝宝肠道里没有神经节细胞。

倘若宝宝会说话，一定会问："为什么别人都有就我没有？"

大概在胚胎发育的第8~10周，神经节细胞从上到下分布到了结肠。假如在这期间出了某些状况，神经节细胞未能继续向下走，或者走到了未能存活下来，最后就会出现末段的肠管没有神经节细胞。

换句话说，无神经节细胞的肠管终点总是在直肠末尾，而起点却不一定在上面哪里。

正常情况下肠管都是应该有神经节细胞的，没有神经节细胞的小儿肠道被称为先天性巨结肠。它分为5个类型。

（1）常见型（75%），直肠乙状结肠无神经节细胞。

（2）短段型或超短段型（3%～5%），无神经节细胞段仅在直肠末段。

（3）长段型（15%），超出乙状结肠，可到横结肠。

（4）全结肠型（5%）。

（5）全结肠并部分小肠型（很少见），甚至可达十二指肠（极其罕见）。

肠管没有神经节细胞的孩子上辈子都是折翼的天使。

神经节细胞是需要在显微镜下才能看到的，先天性巨结肠，在肌间见不到神经丛和神经节细胞。在有些先天性巨结肠的标本中还可以看到增粗的神经。先天性巨结肠的诊断金标准还是要依靠病理学检查。

没有神经节的肠管瘦小、纤弱，好像旧社会里好几天没有吃饭的可怜乞讨儿。因为太狭窄，大便到这儿会看到一个“此路不通”的告示牌，只能被迫停下。而病变肠管上面的肠管就会塞满积聚的大便，扩张成巨大的结肠，这就是先天性巨结肠病名的来历。不管是扩张的肠管还是狭小的肠管都有问题。

在临床上，会遇到这样一些患者，症状表现像是先天性巨结肠，但是病理切片上却可以看到神经节细胞，而这些神经节细胞并不完全正常，表现出神经节细胞减少（稀疏）、未成熟或者发育不良等异常。这一类患者被统称为先天性巨结肠类缘病。先天性巨结肠及其类缘病又被统称为肠神经元发育异常。肠神经节细胞的分布，除了有和没有的问题外，还有数量和具体形态的问题。这些也都是在胚胎时期形成的。

先天性巨结肠的本质就是一种很特殊的肠梗阻。排胎便延迟、排便困难、大便秘结；上面大便下不来又会表现出腹胀，严重时会呕吐，时间久会造成营养不良；肠管又易出现炎症，表现为发热，甚至出现肠穿孔；肠管扩张大便滞留时间长，又会形成粪石，进一步加重梗阻。

这种病真是前有狼后有虎，让人进退两难啊！先天性巨结肠出现小肠结肠炎或肠穿孔的情况是非常非常严重的，甚至可以危及生命！

所以，当新生儿出生后一到两天内有不排胎便、腹胀等症状，都应该想到这个病。还有些孩子直接表现为小肠结肠炎和肠穿孔。剖腹探查时要尽可能取肠壁活检。

大一点的有先天性巨结肠的孩子，会长期便秘，营养不良，甚至不用药就不排便。

有一次急诊，我就遇到这么一个女孩子，吃饭很乖，就是骨瘦如柴，3岁了才20斤出头。

一位住院医师给她做直肠指检时，因没有经验，不知道要站到孩子的一侧，手指退出的那一瞬间，孩子出现爆破性排便，躲闪不及被喷一身，画面太美我都不敢直视。查体时在她腹部摸到肿物，CT显示是个大粪石块。除此之外，钡灌肠、直肠肛管测压和直肠活检三招辅助性检查也明确诊断为先天性巨结肠。

于是，就有了下面这段我和患儿家长的对话。

“既然病变肠管不长，那就切了吧，省得我家孩子以后再遭罪！”

“切除后，还要坚持给孩子洗肠。”

“别开玩笑了，每天那么忙，哪有时间呐？”

“我们主张坚持洗肠，因为坚持洗肠，孩子可以正常生活，减少肠炎、粪石等并发症，营养也可以得到保证；另外可避免肠管扩张，使更多的肠管得到保留，而不被切除。”

“洗肠难吗？”

“家长经过训练，会熟练掌握洗肠技术的，一开始时间有点长，洗一次肠需要一个多小时。”

“要是我们费时费力，洗肠效果不好呢？”

“洗肠效果不好的，可以进行肠造瘘手术改道。还有，肠切除吻合手术后需要常规扩肛，术后的很长一段时间，孩子都可能会有排便的问题，比如次数多、肛周皮肤红肿等问题。还可能会有便秘或失禁问题，所以也需要长期随访。”

“为什么偏偏我家孩子得这个病呢？”

“可能与基因突变有关，比如唐氏综合征（21-三体综合征）具有更高的先天性巨结肠风险。家族中有先天性巨结肠病史者，比如父母、兄弟姐妹，孩子就会有更高的患病机会。这些都与基因有关。”

不过，巨结肠不都是先天性的，也可能是继发性的，比如肛门狭窄后，也会出现结肠扩张。

有些症状不明显的孩子，直到成年才发现病因。对于先天性巨结肠类缘病的治疗，多倾向于保守，保守无效再手术。

对于那些病变肠管超长，无论是先天性巨结肠还是其类缘病，处理上都很困难。外科医生切切切，切到神经节细胞正常的肠管没问题，但是好肠子不够用就真是棘手了。

爱发脾气的肠易激

上一节我们讲到小儿常见的肠道问题，除了腹痛、腹泻之外，还有肠易激综合征。

肠易激综合征，又被叫作功能性肠道综合征、过敏性肠综合征、易激结肠、痉挛肠道和痉挛结肠。它是一组持续或间歇发作，以腹痛、腹胀、排便习惯或大便性状改变为临床表现的肠道功能紊乱性疾病。典型症状是与排便异常相关的腹痛或腹部不适，排便后可改善。有的也会便中带黏液，但无直肠出血症状。根据主要症状分为腹泻主导型、便秘主导型、腹泻便秘交替型。精神、饮食、寒冷等因素可诱使症状复发或加重。

什么样的儿童容易发生肠易激综合征呢？那些长期处于精神压力下的儿童发病率较高。

有一个朋友的孩子，每当考试的时候，或是参加比赛演出时，总会突然性肚子疼，然后拉肚子，拉完后会好一些，但是这种情况会持续一两天，直到考试结束。

有一次他家孩子参加书法比赛，因为肠易激综合征，出发之前的一个多小时，往厕所跑了不下3回，最终他们完美地错过了比赛……离婚家庭或经常发生纠纷的不和谐家庭的孩子，因父母每天吵吵闹闹，脆弱的心灵承受不了，长期精神压力大，也容易患上肠易激综合征。

但是科学家们至今不能解释人为什么会经常发生肠痉挛，他们只知道某些食品如牛奶、巧克力、咖啡因等会诱发肠易激综合征。限制这些食品的摄入量后，症状会得到改善。另外，膳食中增加食物纤维、缓解紧张情绪等都会使症状改善。

不仅是儿童，成年人也很容易患上肠易激综合征。

肠易激综合征发作时，患者会出现反复的腹痛或不适，比如最近3个月内每个月至少有3天出现症状，排便后症状缓解，但是发作时伴有排便频率改变，还伴有大便性状的改变。这种病一般多发生在20岁左右的女性身上，不过随着生活节奏加快，人们的精神压力增大，患有肠易激综合征的男性也越来越多了。

我遇见过一个患有肠易激综合征的年轻女患者，25岁，某游戏公司产品经理，工作的主要内容是向各地公司介绍自家新产品，促成交易，工作特点是经常出差。

记得她到我门诊来时，忧心忡忡地对我说："林医生，我可能有严重的肠炎，您帮我做个肠镜吧！"

还是头一次有人主动要求做肠镜检查……不过我还是要先问诊。

她说："每次出差之前我准拉肚子，下了高铁或飞机第一件事准是捂着肚子找厕所……我做这一行两年了，每一次出差都会很紧张，肠胃也不舒服，只要不出差，情况会好些。”

通过她的描述，我考虑她患的可能是肠易激综合征。

她又补充道：“如果哪次出差没来得及吃饭，饿着肚子，或者见客户的时候一次性吃过了，我腹痛腹泻的情况就会加重。如果出差再赶上来例假，症状会更加频繁，那滋味真是难以言说。”

有些人的肠易激综合征跟食物有很大的关系，尽管我有了初步的判断，但在她的坚持下，我们还是给她做了胃肠镜检查。事实证明，她不是肠炎也不是胃病，就是肠易激综合征。

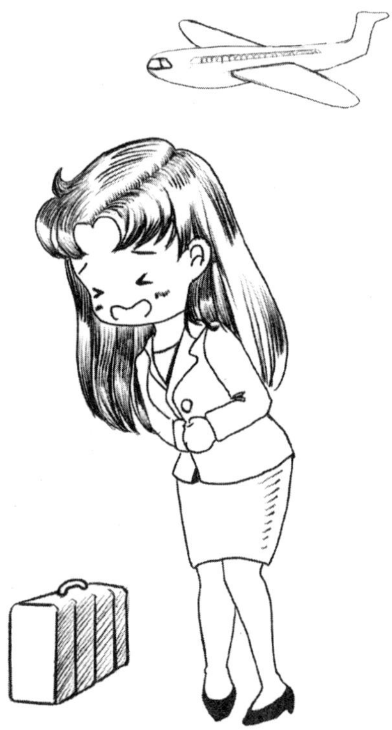

可恶的肠易激综合征

我说："治疗肠易激综合征的最好办法是健康饮食，以及控制压力。要多吃富含膳食纤维的食物，如苹果、柑橘类水果，豆类食品，全麦面包，白菜、芹菜、胡萝卜、油麦菜等蔬菜。摄取这些食物对肠易激综合征患者是有好处的。"

膳食纤维能对肠易激综合征有效，是因为纤维可以改善肠道的功能。膳食纤维有两种，一种是可溶性纤维，可溶性纤维能够溶于水，变成凝胶一样的东西，可以同时改善腹泻和便秘。像苹果、豆类和柑橘类水果中就富含可溶性纤维，还有欧车前子，它是一种天然的植物可溶性纤维。市场上可以买到欧车前子的添加剂，可以饮用也可以添加到其他食物中。

还有一种是不可溶性纤维，它可以帮助改善便秘，协助消化道输送，并且增加大便的体积。不可溶性纤维存在于全麦面包、麦麸和白菜、胡萝卜、油麦菜等多种蔬菜中，所以常吃粗粮和蔬菜的人不容易发生便秘。

需要注意的是，膳食中的纤维增加幅度要缓慢。有些人增加纤维过快，会感觉胀气。

我提醒她："没有食物可以引起肠易激综合征，但是有些食物可以加重症状。可以加重症状的食物大多富含脂肪或咖啡因，脂肪和咖啡因可以刺激肠道收缩，导致腹痛。酒精和巧克力也会加重症状。如果你的症状是胀气，你还应该避免食用容易产气的食物，如豆类、薯类等。"

她问："我怎样才能发现加重症状的食物呢？"

我说："连续几个星期记录自己的食物和症状变化是一个好办

法。如果你认为一种食物让你症状加重，就不要再吃。但是不要仅凭一次就确定戒除某种食物。”

她突然想起什么似的：“林医生，每次我一喝牛奶或者吃奶制品就会不舒服。”

我说：“那么你可能有乳糖不耐受症。有这种病症意味着你的身体无法消化乳糖（牛奶中的糖）。如果你有乳糖不耐受症，奶制品会加重肠易激综合征的症状，你需要限制奶制品的摄入量。”

她临走时，我告诉她，工作压力不要那么大，因为压力可以诱发肠易激综合征。

如果因为压力过大诱发了肠易激综合征，我们该怎么办呢？可以求助医生应对压力的方法，比如运动，放松训练或者药物。也可以去找亲朋好友诉说让你烦心的事情以舒缓压力，不过最好找专业的心理咨询师探讨困扰你的事情。

她用奇怪的表情问：“林医生，你不给我开药吗？”

我说：“肠易激综合征没有特效药物，食疗是最好的办法。”

如果你的症状非常严重，医生会开一些减轻你症状的药物，比如解痉药可以帮助主要症状为腹部绞痛的患者减轻腹痛。热敷也可以让患者舒适一些。如果腹泻是主要的问题，洛哌丁胺会有帮助。如果焦虑使你的症状加重，医生会给你短期用一些镇静剂。如果你的症状严重并且感到抑郁，医生还会给你开一些抗抑郁药。

可能有人会问，肠易激综合征会随着时间加重吗？不会的。尽管肠易激综合征可能会伴随你终身，但却不会加重。它不会导致癌症，也不需要手术，但是，你仍然需要对它予以重视，毕竟会影响生活质量。

第五章 『菊花』残，满腚伤

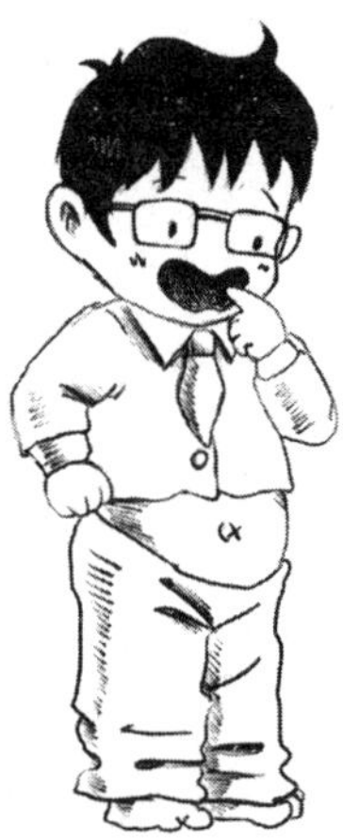

命运总是令人莫名其妙，一工人不慎一屁股坐在钢筋上造成直肠损伤，而我在修复损伤时无意中发现一个直肠神经内分泌肿瘤，并成功实施了经肛门内镜显微手术。

因为一次意外，他的肿瘤得以早期发现、早期治疗。祸兮？福兮？所以说，定期给“菊花”做检查是很重要的。

“菊花”大爆炸——肛裂

有一次门诊来了位小伙子，他一脸痛苦地捂着屁股……

“怎么了？”

“医生，我来大姨妈了，我家马桶被血泊淹没了，疼死我了！”

“这不可能，我瞧着你怎么也不像女扮男装。”

“那我这是怎么了？”

“上床，脱裤子，撅屁股。”

不检查不知道，一检查，这小子肛裂了。

长期便秘、粪便干结引起的排便时机械性创伤是大多数肛裂的直接原因。当大便特别干燥的时候，撑破肛门，导致便血、疼痛，反复刺激、迁延不愈就形成肛裂。

肛裂可以导致肛门剧烈疼痛，而且疼痛很有规律，首先是每次大便的时候疼痛，便后有短时间的缓解期，然后由于内括约肌痉挛导致长时间的肛门疼痛。由于这地方是疼痛敏感区，所以大便后一下午或者一上午患者特别难受，这就是肛裂的典型表现。不仅排便可引起肛裂的剧痛，咳嗽、喷嚏以及排尿等都可引起这种疼痛。

肛裂的疼痛很有特点，由于粪便划破肛管皮肤，会突发刀割样疼痛，疼得人龇牙咧嘴，此种痛简直是“生命不可承受之重”。短暂缓解之后，继而出现长时间肛痛。肛裂引起的出血多少也受血管撕裂程度的影响，长期肛裂或大量出血会导致贫血。

“我的‘菊花’已经受到了一万点伤害，这感觉，我一辈子也不会忘记。”

肛裂之痛威力无穷，它可放射到臀部、会阴部、骶尾部或大腿内侧。只要一疼，“菊花”的近邻远亲都会跟着遭殃。幸好这种疼不是持续的，一次典型的肛裂疼痛过程是疼痛－缓解－高峰－缓解－再疼痛。便后数分钟疼痛缓解，此期称疼痛间歇期。之后因内括约肌痉挛，产生剧痛，持续数分钟或数小时，此时患者会坐立不安，难以承受，直至括约肌疲劳后，肌肉松弛，疼痛逐渐缓解。待到再次排便，疼痛再次发生。

肛裂的便血主要以排便时的滴血或便后纸上擦血为主，血色鲜红。肛裂便血也会周期性反复发作。很多肛裂患者本身就有便秘，有的患者肛裂后，每次“菊”部一紧就心生恐惧，为啥呢？怕疼呀！宁愿憋着也不去上厕所，久而久之导致粪便更为干硬，产生便秘，便秘又可使肛裂加重，如此反复形成恶性循环。

这位小哥就是在长期便秘后一次上厕所时发生的肛裂，那时女朋友就在厕所门外。因为情人节那天他要出差，两人争吵起来。

经过肛门检查，他的情况比较严重，肛裂3期。我说：“手术吧。”

说到肛裂检查，我在这儿得多说两句，在临床上医生诊断肛裂主要靠看和摸。肛裂患者一般都会在肛缘前后侧长赘皮，这在临床被形象地称为“哨兵痔”，是肛裂的重要标志之一。还要看裂口，它位于肛门的前后正中位置，需要轻轻把肛门牵开才能看到。看看裂口是否新鲜，深度如何。有时会看到裂口内是白色的，这说明比较深，已经裂到内括约肌表面的筋膜组织。

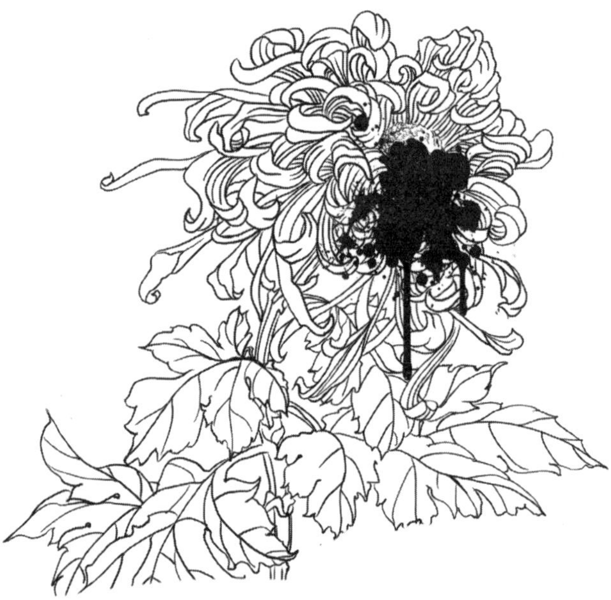

“滴血的菊花”

摸时一定要轻柔缓慢，如春风化雨一般温柔细腻。首先要摸肛管紧张度，在指套上多涂润滑油，轻轻地伸入肛管，感受肛管的紧张度，借此判断肛裂的严重程度。如果肛管张力过大，即使没有裂口，也应该治疗。其次摸肛乳头，肛裂患者尽量不要用肛镜，可以用手指去检查是否有肛乳头肥大。

需要注意的是，肛裂和肛门皲裂不是一回事。肛门皲裂是肛门湿疹、肛周皮炎及肛门瘙痒症长期不愈导致肛周皮肤皮革样改变后的继发性疾病，疼痛轻，出血少，其裂口分布于肛周皮肤，比较浅，数量较多。

所以，当你怀疑自己肛裂了去医院问诊时，可以请求医生轻一点。我们医生检查时必须小心翼翼，“菊”部是疼痛敏感区，轻一点儿，患者会谢谢你的温柔。

听了我的话，患者没有恐惧，反倒后悔不已：“林医生，其实我之前就有肛裂，如果听医生的话，多吃粗粮、水果、蔬菜，不间断服用通便药物，多吃一些益生菌，我的肛裂可能就好了，不必平白无故地受这份儿罪！”

“我这儿可不卖后悔药哦。”

我尽快给他安排了手术。术后，他躺在病床上休养，查房时，他问我：“林医生，肛裂和肛瘘哪一个更疼？”

“都很疼，为什么这么问？”

“我一个发小，得过肛瘘，他打电话来慰问我，顺便问我肛裂是一种怎样的体验。”

“你这个朋友真有意思，你俩在召开比惨大会吗？”

“林医生，您不知道，我俩打小儿一个家属院长大，从小比到大，连生病也会比。我还不知道什么是肛瘘，您是专业医生，给我科普一下呗。”

“肛瘘说来话长……”

患者出院时问："林医生，肛裂能痊愈吗？它不会跟痔疮一样反复无常吧？"

"治疗后一般可以痊愈，不过凡事总有例外，有那么几个倒霉蛋还是会复发，所以一定要做好预防。保持轻松愉悦的心情，坚持合理膳食，防止便秘，注意肛门清洁卫生，养成便后及时清洗肛门的卫生习惯，有肛窦炎、肛乳头炎、肛周湿疹、肛周皮肤病等肛周炎症性疾病应及时治疗，做到这些就可有效预防肛裂的发生和复发。"

不管你愿不愿意，人生一直处于比较之中，比吃比穿比学习比工作比成就，唯独不比较的是谁得的病重，谁更早去见马克思。健康永远是第一位的。

我只要一朵“菊花”就够了——拒绝肛瘘

那位肛裂的小伙子和他的朋友非得争论到底是肛裂疼还是肛瘘疼？其实它们“各有千秋”，都不是省油的灯，可以说都挺疼的，疼痛敏感的人能被虐得死去活来。不过，总体来讲还是肛裂更疼一些。

大家肯定会问，啥是肛瘘啊？

用医学专业术语来讲，肛瘘是指肛门周围的肉芽肿性通道，由内口、瘘管、外口3部分组成。内口常位于直肠下部或肛管，多为一个；外口就不那么简单了，它们在肛周皮肤上，可为一个或多个。临床上很常见，任何年龄都可发病，多见于青壮年男子。大部分由直肠肛管周围脓肿引起。

要想知道什么是肛瘘，咱们要先了解肛周脓肿。肛周脓肿全称为直肠肛管周围脓肿，是指直肠肛管周围软组织内或其周围间隙发生的急性化脓性感染，并形成脓肿。脓肿破溃或切开后常形成肛瘘，绝大部分直肠肛管周围脓肿由肛腺感染引起。肛周脓肿大部分用抗生素治疗、温水坐浴、局部理疗、通便治疗，或者是手术治疗、脓肿切开引流，手术方式因部位而异。

肛周脓肿比起肛瘘，算是小巫见大巫。肛瘘的主要症状是瘘外口流出少量脓性、血性、黏液性分泌物，高位者常有粪便及气体排出。肛门部潮湿、瘙痒，有时形成湿疹。上述症状反复发作，是肛瘘最恐怖的特点。

肛瘘一般没有全身症状。肛瘘复杂或迁延日久，常有排便困难、贫血、身体消瘦、精神萎靡、神经衰弱等症状。继发感染时，有不同程度的体温升高等全身症状。

肛瘘不像痔疮、肛裂等肛管疾病，它没有自愈的能力，必须手术治疗。

肛瘘的治疗原则就是将瘘管切开，形成敞开的创面，促进愈合。确定内口位置对明确肛瘘诊断非常重要。术前只有准确定位瘘管、内口的位置，才能为手术的成功提供最有力的保障。

最倒霉的是遇上非典型肛瘘，它一般只有内口而没有外口，或虽有内口又有外口，但中间瘘管闭塞，或只有外口，内口找不到，或干脆就只有一硬结。这种情况相当于迷魂阵，很难对付。

内口的定位一般有两种方法，直接找和顺瘘管找。只有少数病例能直接找到。肛门指诊时可以在肛内齿线处触及硬节或凹陷，或按压瘘管时有脓液流出。而大部分病例的内口很隐蔽，或是闭合的，这就需要先找瘘管或外口，然后再顺藤摸瓜。

真是众里寻它千百度，蓦然回首它在“菊花”深处。

那个小伙子问：“林医生，我想知道为啥会得肛瘘，我那哥们怎么会得这么惨绝人寰的病？”

我说：“肛周脓肿自行溃破或切开引流后会造成肛瘘；外伤，吞咽骨头、金属，肛门体温计，肛门镜检查等损伤肛管直肠，细菌侵入伤口等可引起肛瘘；肛裂反复感染可并发皮下瘘；会阴部手术，内痔注射误入肌层或手术后感染，产后会阴缝合后感染，前列腺、尿道手术后感染等，均可波及肛门直肠引起脓肿及瘘。还有如患有结核、克罗恩病，直肠肛管癌、糖尿病、白血病、再生障碍性贫血等疾病，因机体抵抗力降低，常由血行感染引起肛瘘。此外，淋巴肉芽肿、放射菌病、尾骶骨髓炎、乙状结肠憩室炎等也可引起肛门直肠脓肿及瘘。”

曾有一次我出门诊，一位衣着破烂的外地中年妇女来到诊室扑通就给我跪下了，眼泪汪汪的，着实吓我一跳。赶紧扶她起来，耐心倾听她一把鼻涕一把眼泪的哭诉。

原来她是一位产伤导致的直肠阴道瘘患者，一年前我和整形外科合作给她做了瘘口修补及临时性横结肠造瘘术，2周前曾来我门诊复诊，很幸运瘘口已愈合，准备做造瘘回纳术，当时就给她开了住院证，等住院大概需要2周。

结果2周过去了，还没接到住院通知，在火车站节衣缩食度过了两周的她就崩溃了。听完后，我立刻交代手下无论如何今天要把她收住院，为了她的坚守和信任，虽然协和的床位实在太紧张了！母亲很伟大，承受着生产之痛，如果因为生产会阴缝合后感染，得了直肠阴道瘘，更是遭罪。

小伙子问：“肛瘘难治吗？难道比肛裂更难治？”

我点点头：“肛瘘难治，比肛裂要难治！首先难在诊断上，瘘内口很难找到。找到了还要切开、切除或者填补。”

做医生要勤学苦练十八般武艺，手中拿着柳叶刀，就像丐帮帮主手里握着打狗棍，炉火纯青，胸有成竹，才能对付难缠的肛瘘。寻找瘘内口的方法有六字诀，看、摸、探、灌、照、切。这些方法针对不同瘘管，各有适应范围，有时一种方法就能找到，有时需要几种方法共同配合才行。

一是看。在肛门中点画一横线，将肛门分成前后两个部分。若肛瘘外口在后半部分，瘘管常是弯型（即弯瘘），其内口基本都在肛管后正中处。若外口在前半部分，瘘管常是直型（即直瘘），内口常在附近的肛窦上。这一定律被称为Goodsall定律，准确率在80%左右，一般作为其他检查前的初步判断。

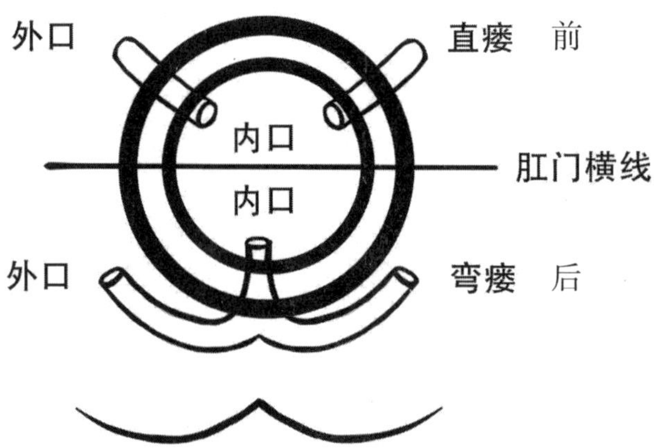

Goodsall定律

二是摸。即指诊。一般的肛瘘通过“摸”就能诊断清楚。但如果瘘管位置较深，或没有完全形成，或属于括约肌间的，此时需要采取下面的措施继续检查。

三是探。用探针从肛瘘的外口探入，只要瘘管畅通，探针就可以一直探查到内口。手术时，沿探针把瘘管切开。用探针来定位内口需排除两种情况：瘘管中间闭塞和瘘管弯曲。

四是灌。针对弯曲的瘘管，摸不行，探针也不行，此时需要从外口灌进液体，看看从什么地方流出来，流出的地方就是内口。通常使用的液体有美兰、双氧水，使用这种方法的前提条件是瘘管畅通。

五是照。B超、X线、CT、磁共振检查，这些都属于“照”的范畴，尤其是B超，近年来在临床上被广泛应用。一些有经验的超声科医生可以准确描述瘘管的位置、范围、与括约肌的关系及内口的位置。对深部瘘，CT和磁共振检查有重要的参考价值。需要指出的是，这些物理检查都只能提供参考，因为最后都必须手能摸到病灶才能手术。

六是切。在以上方法都还不能定位内口的情况下，只能去切开瘘管，沿着瘢痕与坏死组织，且切且寻找。

手术方式的选择应根据内口位置的高低、瘘管与肛门括约肌的关系来判断。瘘管切除术是低位肛瘘常用的手术方法，而挂线疗法主要用于高位或复杂性肛瘘，其最大优点是不会造成肛门失禁。其他的还有如生物胶填塞法。手术的关键是尽量减少肛门括约肌的损伤，防止肛门失禁，同时避免复发。

经过手术治疗后肛瘘多能治愈。对于高位复杂性肛漏，术中内口不明确、支管较多者，术后有复发可能。部分患者手术时损伤肛门括约肌可能会出现控便异常。合并有糖尿病、白血病、克罗恩病、溃疡性结肠炎等疾病患者，需同时积极治疗原发病。恐怖的是，久治不愈的肛瘘尚存在癌变风险。

“看来肛瘘更难对付！林医生，怎么预防，回头我提醒提醒我哥们儿。”

不错，这是个重情重义的小伙子。

我说：“防治便秘和腹泻，及时治疗肛隐窝炎和肛乳头炎，以避免发展成肛周脓肿和肛瘘。养成良好的生活习惯，定时排便，每日排便后坐浴，保持肛门清洁，其实许多‘菊’部问题的预防办法都一样。”

小伙子说：“可是保护不好‘菊’部，结果不一样，有人得了肛裂，有人得了肛瘘，有人得了痔疮……”

我笑了：“灿烂的‘菊’部是相似的，不幸的‘菊’部各有各的不幸……”

比心塞还麻烦的肠塞——肠梗阻

大家都知道有个词叫“心塞”，意思是遇到不如意的事情，心里堵得慌。在这里我借鉴一下“心塞”的含义，通俗地说一下肠梗阻，我们可以把肠梗阻叫作“肠塞”。

心塞好对付，可是肠塞就没那么好对付了，如果处置不当，可能一下子就过去了。

从医学上讲，任何原因引起肠内容物通过障碍，并有腹胀、腹痛等临床表现时，统称肠梗阻，是外科常见急腹症之一。肠梗阻的病因和类型很多，发病后，不但会在肠管形态上和功能上发生改变，并可导致一系列全身性病理改变，严重时可危及患者的生命。

肠梗阻分类有很多，有急性肠梗阻、慢性肠梗阻、机械性肠梗阻、麻痹性肠梗阻、完全性肠梗阻、不完全性肠梗阻……总之，肠梗阻家庭成员众多，且排名不分先后。

肠梗阻的分类是从不同角度来考虑的，若是每一种类型的肠梗阻单兵作战倒还好，可是它们也懂得“团结起来力量大”的道理，常常抱团出现，如肠扭转既可能是机械性、完全性的，也可能是狭窄性[1]、闭襻性[2]的。

肠梗阻不仅“联合作战”，而且不同类型的肠梗阻在一定条件下还可以转化，如单纯性肠梗阻治疗不及时，可发展为绞窄性肠梗阻；机械性肠梗阻近端肠管扩张，最后也可发展为麻痹性肠梗阻；不完全性肠梗阻，由于炎症、水肿或治疗不及时，也可发展成完全性肠梗阻。

肠梗阻的症状具有迷惑性，主要症状有腹胀、腹痛、呕吐、排气排便停止，简称胀、痛、吐、闭。前3个是很多肠胃疾病都有的症状，而最后一个症状很难判断，毕竟谁也不是经常放屁嘛。严重者会有水、电解质和酸碱失衡，血容量下降，休克，呼吸及心脏功能障碍等症状。所以肠梗阻前期治疗很关键。

记得一个夏天的傍晚，结束了一天4台的手术，做好消毒工作，脱下白大褂的我正准备回家，突然来了个急诊患者。

男，53岁。患者病来得急，就像夏天的雷阵雨，阵发性腹绞痛，频繁呕吐，腹胀，而且肛门停止排气。体格检查发现患者有腹膜刺激征[3]。X线腹部透视可见小肠扩张，还有很多个大小不一的、呈阶梯状的气液平面[4]。这些症状均符合急性机械性肠梗阻。

---

[1] 狭窄性肠梗阻是指血运受到影响而导致肠坏死的肠梗阻。

[2] 闭襻性肠梗阻是指梗阻前后肠管完全堵塞，常见的有横结肠癌、乙状结肠和小肠扭转所致的肠梗阻。

[3] 腹膜刺激征是指急腹症的特定表现：腹部压痛、反跳痛、肌紧张。

[4] 气液平面是指发生肠梗阻时气体和液体积存于肠腔，拍立位腹部平片时可以见到气体和液体有分界的平面。

面对这个事实，患者感到不可思议，他不相信啊。

他说："林医生，我现在一天一斤酒，没啥大问题的，说不定是急性肠炎呢！"

我已经让手下安排基础治疗，采取胃肠减压，纠正水、电解质紊乱和酸碱失衡，抗感染等措施。一般情况下，纠正因肠梗阻所引起的生理紊乱和解除梗阻，治疗方法的选择要根据肠梗阻的原因、性质、部位以及全身情况和病情严重程度而定。

护士悄声说："这位患者的病情急骤，来势汹汹，不关心治疗效果，他还有心情在这里怀疑我们的诊断准不准确，好气人呀！"

我手下的一位助理主治医师耐心地跟患者解释："我们为您做了诊断，腹部视诊，您的肠型一目了然，还能看见蠕动波；触诊确定您有腹膜刺激征；有移动性浊音，肠鸣音亢进、有气过水声。这么仔细的诊断不会有错的。"

家属在一旁唠叨："让你别喝酒别喝酒，说了多少次了你不听，搞成现在这样子，怨谁呀，说不定有生命危险，你快听医生的吧！"

我对他说："安心治疗吧，我们会根据你的病情决定是否手术，如果手术可能需要切除你的一段肠子。"

家属急忙摆手："医生啊，万万使不得，我们家这位可是一头倔驴，宁愿死也不愿意有人在他身上动刀！"

还有这么固执的人？！不过真到了那一步他也身不由己吧，假如患者休克了，签手术同意书的人还是家属，家属肯定同意手术。这位患者外厉内荏，仅是个纸老虎而已。

肠梗阻手术治疗的目的是解除梗阻、去除病因，手术方式可根据患者的情况与梗阻的部位、病因加以选择。单纯解除肠梗阻的手术有肠切除术、肠短路吻合术、肠造口或肠外置术。

“医生，千万别在我身上动刀子，您说怎么治疗就怎么治疗！”

最终患者积极配合，经过我们外科的努力，他那用酒杯丈量的固执人生得到了延长。

除了急性机械性肠梗阻，最让我们外科医生头疼的是粘连性肠梗阻。它是肠梗阻中最常见的一种类型，其发生率占肠梗阻的40%～60%，属于术后早期发生的肠梗阻，多由炎症、纤维素性粘连引起。

说到肠梗阻不得不提我们的“二老板”。他姓张，是一位擅长胆道疾病的外科教授，“二老板”是这位老教授的外号。早年，张老响应国家“中西医结合”的号召，深入学习中医理论，会把脉、看舌苔，还会开中药，特别擅长肠梗阻的中药治疗。

当我们遇到术后肠梗阻的患者，各种西医的方法都用了还不管用，眉毛拧成一团的时候，只要请到张老，就会立刻喜笑颜开。张老温文尔雅，慈眉善目，神情淡定，只要问诊过后，辨证施治，大笔一挥，几付中药下去，病人的肠子立马就通了，非常神奇。

他每次开的中药还不完全一样，我们问他为什么，他说一定要根据患者的具体情况调整中药，所以至今还没有一个人学会他的中药方子。

此外，还有两类常见的肠梗阻：肠扭转和肠套叠。

肠扭转是一段肠管甚至全部小肠及其系膜沿系膜轴扭转360～720度，它很复杂，因为既有肠管的梗阻，又有肠系膜血循环中断，是闭襻性肠梗阻加绞窄性肠梗阻的复合情况，发病急骤、进展迅速。起病时腹痛剧烈且无间歇期，早期即可出现休克。遇到如此来势汹汹的对手，一定要及时处理掉，否则患者将处于危险之中，有较高的死亡率（10%～33%）。遇到了这种情况，我们就及时动刀，把别扭的小肠正过来。

肠套叠，是指一段肠子套入其相连的肠管腔内，以小儿最多见，其中以2岁以下者居多。根据套入肠与被套入肠部位，肠套叠可分为小肠-小肠型、小肠-结肠型、结肠-结肠型，而小儿多为回结肠套叠。

生活不易，正在成长的祖国花朵也不容易，经历风吹雨打才能渐渐长大，为祖国增添一丝芬芳。

肠套叠的三大典型症状是腹痛、血便和腹部肿块。钡剂胃肠道造影对诊断肠套叠有较高的准确率（杯口状或弹簧状阴影）。回盲型和结肠型早期可应用空气、氧气或钡剂灌肠；成人肠套叠多有引起套叠的病理因素，一般主张手术治疗。

肠系膜血管缺血性疾病，是一种绞窄性动力性肠梗阻，以老年人居多。肠系膜动脉栓塞和肠系膜静脉血栓形成，病情严重。应及早诊断、及时治疗。

面对招招夺人性命的肠梗阻，我们应该怎么办？及早预防！对患有腹壁疝的患者，应予以及时治疗，避免因嵌顿、绞窄造成肠梗阻。腹部大手术后及腹膜炎患者应很好地进行胃肠减压，手术操作要轻柔，尽力减轻或避免腹腔感染。早期发现和治疗肠道肿瘤，腹部手术后早期活动。依据肠梗阻发生的原因，有针对性地采取某些预防措施，可有效预防、减少肠梗阻的发生。

受伤的直肠，好比风中残菊

直肠外伤很常见，比如说武侠片里，剑客一剑刺入仇人的腹部，没有刺中要害，很可能要不了仇人的命，仅仅造成直肠外伤。话说回来，在古代，直肠外伤的死亡率还是很高的。

现代肛门直肠外伤很常见，在高发期每天急诊室都会躺着一两个肛门直肠外伤的患者。肛门直肠外伤不外乎以下几种情况：插入伤、机械损伤、手术损伤、武器损伤，还有其他如分娩时会阴撕裂、盆骨骨折等原因造成的肛门直肠外伤。

所以说，直肠肛门外伤就是一个意外，一个疼痛的意外。

直肠损伤后常伴有难以忍受的剧烈疼痛和出血，这时候患者最怕感染，患者被送到医院里来，医生最先做的就是止血和防感染，然后看看伤哪儿了，就补哪儿。比如外物插入，造成直肠和小肠穿孔，那就需要医生认真地修补肠道，或切除部分肠道，还患者一个没有窟窿的肠道。

临床上我遇到过许多肛门直肠损伤的患者，令我印象最深的是一个农民工兄弟。前面章节中也提到过，他在作业时，一不小心一屁股坐在了钢筋上，造成了严重的直肠损伤，而我们在修复损伤时，无意中发现他患有直肠神经内分泌肿瘤。

因为意外，使肿瘤得以早期发现、早期治疗，古人常说“福兮祸所伏，祸兮福所倚”。把他的直肠修补好之后，我亲自给他成功实施了经肛门内镜显微手术，切下了尚在萌芽中的小肿瘤，这位工人兄弟成了患者中因祸得福的范例。

不是所有人肛门直肠有了外伤后，就能随手发现并干掉一个大隐患，从此没有后顾之忧。大部分肛门直肠外伤患者老遭罪了。怎么预防肛门直肠外伤呢，其实没有什么好办法，大家在生活中注意安全，爱护“菊花”，修身养性……肛门直肠外伤就很有可能一辈子不来找你。

还有一个棘手的病，叫直肠阴道瘘。从字面上我们可以知道，这个煎熬人的病，患者都是女性。什么是直肠阴道瘘？就是直肠和阴道的表皮之间有破洞，本该由直肠排出的东西从阴道里排出来。

直肠阴道瘘在古代被称为“阴吹”，也就是说经阴道排气排便，这种病非常打击女性。直肠阴道瘘对女性患者来说简直就是一个灾难！不仅生理上造成巨大的创伤，而且心理上背负沉重的负担。

除了先天性发育缺陷以外，成人直肠阴道瘘多由产伤所致。

几年前，我曾经接诊过一位超生产妇，因为超生，家里怕罚款，所以临产之际她没有考虑过去医院，她的孩子就是由她老公在家里直接接生出来的。虽然旧社会出生在自家炕头上的孩子很多，可是现在这时代，能够有勇气在家里生孩子的真令人感到不可思议。

不幸的是，手忙脚乱的老公接生时一脸蒙圈，更不懂接生的专业知识和技巧，最终会阴和直肠严重撕裂，导致瘘的发生。当女人真不容易，既要承受生产之痛，还要担直肠阴道瘘的风险。

除生产外，外伤以及妇科和直肠外科手术不当也可导致直肠阴道瘘。

在临床上，我还遇到过一些罕见的病例。曾经遇到一个禽兽不如的变态继父在女孩年幼的时候将啤酒瓶盖塞进不该塞的地方，啤酒瓶盖划伤肠道和阴道，导致了直肠阴道瘘。她一直没上医院看过，直到大学毕业前才来问诊。我首先对其进行了肠造口改道，然后用我最擅长最微创的经肛门内镜显微手术成功修补瘘口，最后再把造口还纳。手术效果非常完美。我希望女孩康复后，忘掉小时候不愉快的经历，去拥抱美好灿烂的人生。

还有一位才20多岁的年轻女孩，因为生产，会阴严重撕裂，缝合后伤口感染，导致了直肠阴道瘘。很不幸的是，发生直肠阴道瘘以后，她在别的医院修补了3次都没有成功，最终不得不做了横结肠造口改道手术。后来她来到了经常被其他医院甩锅的协和，我依然采用经肛门内镜显微手术进行内镜下精细修补，因为是微创，恢复快，患者只在医院待了两天就顺利出院了。我相信上天一定会眷顾这个可怜的女人，她的瘘口一定能成功愈合。

在这里，来自星星的“菊花林”祝大家肠道、“菊花”和其他的身体器官各司其职，不越俎代庖，不错位，一辈子远离肛裂肛瘘、肛门直肠外伤。也祝愿广大女性朋友们和直肠阴道瘘这辈子、下辈子、下下辈子都别碰面。

第六章

滚蛋吧，肠癌君

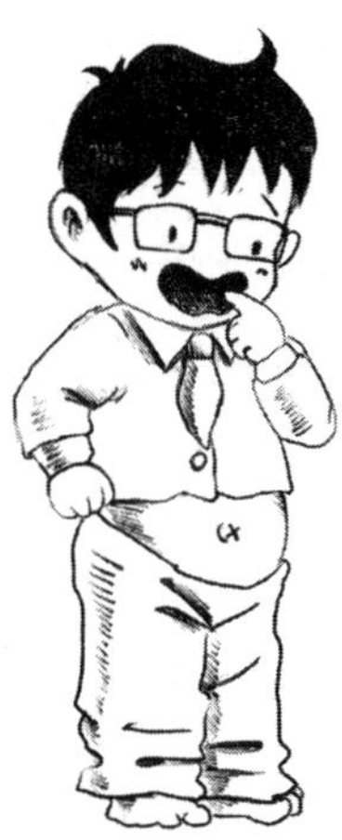

马克思问大家：什么是成功?

甲：受到了重用。

乙：积累了财富。

丙：赢得了名誉。

丁：建立了信仰。

戊：得到了爱情。

己：培养了出色的孩子。

庚：当选了总统。

辛：实现了梦想。

……

马克思笑了：哪来那么多事啊？晚点来见我，就是成功！

将肠癌扼杀在摇篮里

作为一名结直肠外科大夫，我最擅长结直肠肛门疾病特别是结直肠肿瘤的外科治疗，在业界略有名气，常以“协和断肠人”自居。

我的职业生涯分两个阶段：第一个阶段是2016年以前，我在“菊花丛”中埋头苦干，不舍昼夜。诗云：“采菊东篱下，悠然见国乐，蓦然回首，他在丛中笑”。第二个阶段是2016年北京协和医院举办首届科普能力大赛，我以“滴血的菊花”赢得唯一的科普演讲一等奖，并以队长的身份带领“菊花战队”荣获团队银牌。从医20余年，加上参加科普大赛的经历，我明白了一个道理：手术做得再好，治疗的患者也是有限的，科普做好了却能造福无数百姓。从此以后，我就被贴上“菊花大夫”的标签，投身到医学科普传播的队伍中。

工作中我最为难的事情之一，就是告诉患者或者他的家属病情的严重性，比如大肠癌晚期（大肠癌包括结肠癌和直肠癌，也可称为结直肠癌）……每一次看到患者和亲属难过的模样，我都使出浑身解数去安慰他们，做病情分析、细细思量最优的手术方案等，虽是亡羊补牢，但也为时已晚。

如果人们能及早发现，及早治疗，或者通过健康的生活方式，包括饮食习惯、作息方式等把癌细胞扼杀在襁褓之中，那该是一件多么令人高兴的事！

其实，肠癌是可以预防的。

人们常常把痔疮、直肠息肉等与大肠癌相混淆。这不怪大家，因为它们都有腹痛、便血的症状，确实是太像了，不要说患者傻傻分不清，就连低年资医生有时都可能晕头转向。但只要仔细思考、抓住特征，它们几个实际上还是可以区分的。

大肠癌的早期症状有以下几个明显的特点。

（1）中老年人不明原因出现食欲下降、乏力、消瘦。

（2）不明原因的进行性贫血、面色日渐苍白，并且已排除其他部位失血和血液疾病。

（3）不明原因的大便习惯改变，如排便感觉异常、排便不尽、大便软硬交替、大便次数多、肛门里急后重、大便变形等。

（4）腹痛，发病初期腹部不适或隐痛，与排便相关。

（5）便血或血性黏液便，凡是便中带暗红色血色及排血性黏液便且持续出现、逐渐增多的情况，具有诊断价值；大便潜血化验多次阳性，具有筛查价值。

当出现上述症状时，千万不要误将它们当作“痔疮”“结肠炎出血”等来对待，临床上这类误诊误治的病例屡见不鲜，教训深刻。

研究资料表明，我国大肠癌占恶性肿瘤发病率的第4位，且呈不断上升趋势，其死亡率也高居第5位。流行病学上，大肠癌在东南沿海地区较内陆地区高发，尤以长江中下游地区为著。另外，它还呈现出经济发达地区发病率高于欠发达地区、城市高于农村、大城市高于小城市等态势。大肠癌的发病年龄一般也以老年为主：英国发病高峰年龄为70岁，美国发病高峰年龄为75岁，我国上海为61岁、天津为64岁、广州为66岁。总体上，我国比欧美发达国家的发病年龄提早了12~18年。

以前罕见的癌症，现在竟然成了流行病。大肠癌的发病率越来越高，跟我们的饮食习惯有密不可分的关系——结肠癌主要来源于肥胖因素，这些人群习惯于“三高一低”即高蛋白、高脂肪、高热量、低膳食纤维的饮食结构，加上运动量太少，导致肠胃蠕动减缓，很容易引发便秘。长期便秘会使含许多致癌物质的毒素在体内长时间停留，从而被人体再度吸收。与喜爱高油高脂肪饮食的西方国家比，中国的大肠癌发病率较低，但随着中国居民饮食和生活习惯的“国际化”，大肠癌的发病率正快速升高。

绝大多数大肠癌最早只是一个小小的息肉，一般不会引起任何症状。这里我要科普一下息肉的概念：息肉是一种瘤状的组织增生，分很多种，总体分为两大类，一类为良性息肉，不会发展到癌症；另一类为癌前息肉，顾名思义，有可能发展成癌症。所以我们关注的重点自然是癌前息肉。

小小的癌前息肉，经历一些基因突变，可以发展为不典型增生，然后再日积月累地发展到癌症，这往往需要数年乃至10余年的时间（有家族史的患者发展会快一些）。从早期癌症发展到晚期又需要一段时间，其进展速度往往取决于癌症的恶性度。

那么，谁比较容易不幸“中彩”呢？以下这些人群是大肠癌的高发人群。

（1）有大肠癌家族史者。遗传性非息肉病性结直肠癌属于常染色体显性遗传性疾病，是人体基因缺陷所致，尤其是父母均患此病者罹患大肠癌的概率更大。

（2）有大肠家族性息肉病史者。家族性腺瘤性息肉病息肉数目常超过100枚，息肉多发病于青春期，40岁以后可发生癌变。因此，患者一经确诊，应尽早做全结肠、直肠切除术，以防癌变。

（3）大肠腺瘤性息肉患者。超过1厘米的大肠腺瘤性息肉，有40%~50%的癌变机会，应及时进行切除处理，以阻断息肉恶变。

（4）大肠癌术后者。术后若再现腹部或排便异常，且癌胚抗原阳性，应及时做电子结肠镜检查，以排除大肠多原发癌的存在或大肠癌复发。

（5）曾患消化道肿瘤（如胃癌）、乳腺癌者。这些肿瘤可能与大肠癌的病因同源。

（6）10年以上的重症溃疡性结肠炎患者。

与大肠癌斗争的策略是早发现、重预防，所以以上人群一定要定期体检做筛查。目前，医学上大肠癌筛查有很多种办法，其中最重要的还是粪便潜血、直肠指检和结肠镜检查。因为专业需要，我经常给患者做直肠指检，俗称“一指禅”，有一天我惊奇地发现我的右手食指居然比对侧要粗，最要命的是气味还不一样！多年的临床实践使我练就了一门绝技，一位老患者来了，有可能我已不记得他的脸，但只要他脱下裤子撅起屁股，我绝对会认出来，“哦，你是谁谁谁！”

你可别笑话我这功夫，75%的大肠癌通过“一指禅”可以检查出来，简单又方便！三甲医院的直肠指检才十几块钱，所以强烈建议大家一定要积极参与，体检时千万不要因为害羞而冷落了“直肠检查”这一项。

直肠指检虽然简单便宜，但老话说得好：手摸为虚，眼见为实。确诊病情，还是离不开结肠镜检查。我们在前面提到过结肠镜检查，外界传闻结肠镜检查很难受，确实，它的体验不是很好。所以有些患者在没有任何症状的时候，对于结肠镜检查是拒绝的。然而他们并没想到大肠癌早期症状既不明显也不典型，非常容易被漏诊。如果早期发现、及时治疗，大肠癌的治疗效果会非常好，所以一定要做结肠镜检查，哪怕再难受也要忍一忍。

那么，各位看官可能好奇了，到底啥是结肠镜检查，该怎么做呢？简单地讲，结肠镜是一根细细的、柔软灵活的、带光的管子，末端有个小镜头。检查前一天，患者只能吃些流质食物，而且要喝医生开的泻药来清洗肠道。可别小看这一步，这些准备很有必要，因为只有肠道清洗干净了，检查的时候医生才可以看得清楚，易发现细小的病变。一切就绪，医生会把这个神奇的细管子放进患者的肠道，检查有没有息肉或者其他异常变化。如果有，结肠镜前端一个小小的装置会把病变组织切下来。虽然做结肠镜的医生根据病变的形态和临床经验会有一个大致的判断，但是这些病变到底是良性还是恶性，最终要靠病理医生做病理切片检查来确诊。

做结肠镜真的很痛苦吗？坦白地说，是会有绞痛感，但由于整个检查过程通常不会超过半个小时，加上如果让有经验的医生和护士来操作，患者除了不舒服的感觉外，一般不会有生命不能承受之痛。现在也有无痛肠镜，医生会给患者注射镇静药物，患者就感觉不到疼痛

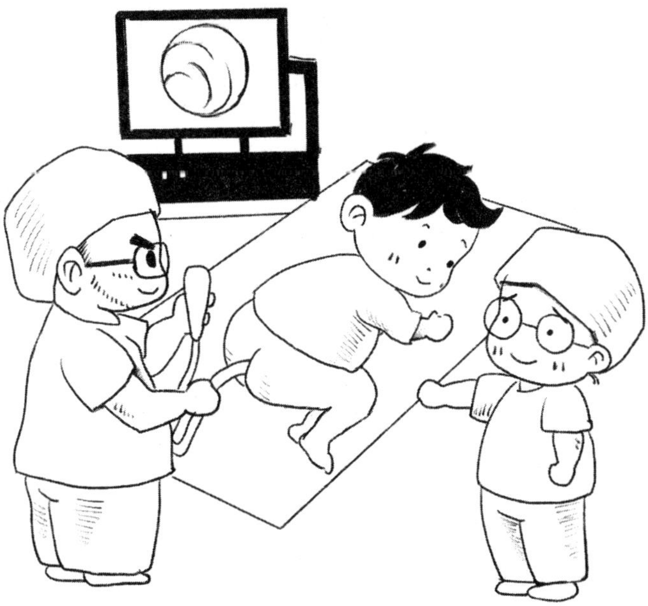

有经验的医生和护士做肠镜不会很痛哦

了。有人说，我们国家的医院为什么不像国外医院那样推广无痛肠镜？其实这不是技术问题，也不是理念不达标或人文关怀不够。诊疗和治疗都会给患者带来痛苦，其实有时候疼痛本身就是一种保护。当然，对疼痛敏感的人可以选择无痛肠镜。

除了肠镜检查，还有粪便潜血检查、CT影像检查和血液检查等大肠癌筛查方法，不过最终都需要通过结肠镜检查来确诊。

说了那么多，生活中我们该如何预防大肠癌呢？

人们都说大肠癌是一种“富贵病”，因为高脂肪、高热量食物吃多了会增加大肠癌发病风险。俗话说，病从口入。预防大肠癌我们首先要把好“嘴门关”，其次要改变自己不良的生活习惯。

（1）“吃货”适可而止。我们现在吃得过多，营养过剩。现在既不是革命年代，我们又不需要像熊一样为冬眠积蓄能量，所以饮食要适可而止，不要胡吃海喝，给肠道增添负担，不然，肠道真的要闹革命了。

（2）告别“三高一低”，回归传统。“三高一低”指高蛋白、高脂肪、高热量、低纤维素食品，要少吃。中国传统饮食结构以谷物为主，肉类、蛋类、蔬菜、水果为辅，这是非常健康且合理的饮食结构。中国菜有很多蒸煮方式，能留住更多营养；少量肉加蔬菜的快炒类菜，由于蔬菜较多，粗纤维丰富，既能满足口味，又能避免肉类产生的有毒物停留过久，减少对肠道的慢性伤害。

（3）守住“鲜、野、淡、杂”4字诀。“鲜”指多吃新鲜食品；“野”指吃天然蔬果；“淡”就是少盐少油少肉；“杂”则是指不挑食，不偏食。

（4）肥胖与运动。肥胖尤其是腹型肥胖是大肠癌独立的危险因素，体力活动过少是大肠癌的危险因素。体力活动可以促进结肠蠕动，有利于粪便排出，从而达到预防大肠癌的作用。

（5）吸烟与大肠癌的关系还不十分确定，但吸烟是大肠腺瘤的危险因素已经得到证实。目前研究认为，吸烟是产生大肠癌基因的刺激因素，但需要经过大约40年的时间才能发生作用。

（6）酒精的摄入量与大肠癌的发生有关。酒精也是大肠腺瘤的危险因素，但具体原因不清楚。减少酒精摄入量有利于预防大肠癌。

我给大家推荐几个预防癌症的良菜：大蒜、洋葱和红薯。最新统计表明，喜欢食用大蒜大葱的山东省，是全国患癌率最低的几个省市之一。老一辈的人，由于当时物质条件匮乏，不得不以红薯作为主食，加之没日没夜的劳作，反而那个年代很少听说过有谁得癌症的。

而且国际研究已将红薯列为最佳抗癌、最健康的食品之一。

大肠癌中还有一小撮更难对付的，即使你过着极简主义的生活，身材匀称，也没有不良的生活习惯，它还是有可能会找上你。这就是遗传性大肠癌，包括遗传性非息肉性结直肠癌、经典家族性腺瘤性息肉病、轻型家族性腺瘤性息肉病、MUTYH—相关息肉病（MUTYH—相关息肉病是由于MUTYH基因突变导致的结肠息肉病）、家族性结直肠癌X型等几类。

大肠癌不会传染，但是我遇到过许多特别的患者。比如有一位女患者，她患有大肠癌，她老公也得了大肠癌，他们俩没有血缘关系，那么夫妻同时得大肠癌可能就跟饮食很有关系。询问过后发现，他们都喜欢吃一些腌制的东西，她也经常给老公做红烧肉什么的。红烧肉是高脂肪高蛋白食物，偶尔吃一顿没问题，但经常吃肯定不好。

微创护“菊”，保命保肛

我最擅长的是结直肠肿瘤诊治，看家本领有两种手术：腹腔镜结直肠手术、TEM经肛门内镜显微手术。这两项手术能够减少患者痛苦，加快康复进程，而这恰恰是作为一名医生最高兴的事情。

曾有一位瘢痕体质的患者，做过两次开腹结直肠手术，现又在直肠吻合口处腺瘤复发，直径3厘米，再开腹手术难度很大，而且很有可能因切除以后肠子长度不够而接不回去，需要做永久性腹壁肠造口。在这种情况下，TEM的优越性得以充分显现。经肛门内镜下完整切除肿瘤，创口也在内镜下严密缝合，微创，无须腹部切口，肛门也保住了。

在内蒙古托克托县做支援医生时，一位做了直肠癌手术已经1年多的老患者，听说我在托县，特意从鄂尔多斯东胜地区赶来我的门诊复查，我很受感动，也很高兴，复查结果一切正常！一位同事开玩笑地说：“林老师，这是你的忠实粉丝啊，给你的粉丝起个响亮的名号吧！”我说：“就叫‘可乐’吧！”让我开心的是我的可乐越来越健康，腹腔镜结直肠手术以及TEM功不可没。

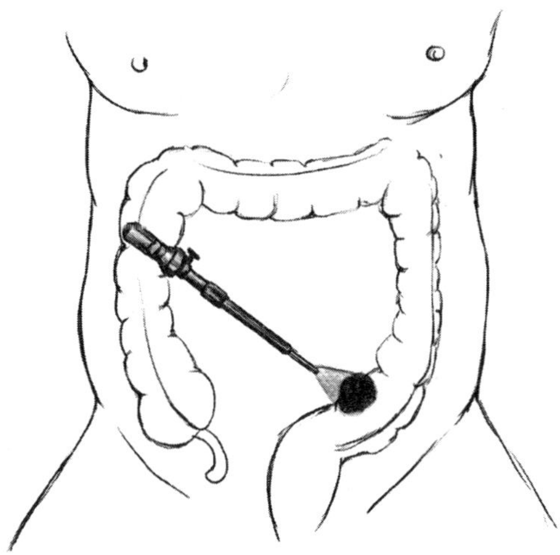

腹腔镜手术

腹腔镜手术开辟结直肠癌治疗新天地——小孔小切口可做大手术。

世界上第一例腹腔镜胆囊切除术是在1987年进行的，当时手术做了6个小时，而目前这种手术只需要10～15分钟就可以完成。

结直肠癌腹腔镜手术与传统的开腹手术相比，术后患者疼痛轻、恢复快、并发症少、住院时间短、效果满意。其优势主要体现在Ⅲ期肿瘤患者，术后肿瘤复发率低，总生存期延长。以上是对患者而言，对医生而言，在腹腔镜下做结直肠癌手术，还有如下优越性：局部图像被放大数倍，术野非常清楚，肉眼平时看不到的地方，在显示器上可以清晰地显现出来。

有一次在协和医大上课，有学生问我：“林老师，腹腔镜和开腹手术有什么区别？”我思索片刻回答道：“这好比一个男孩子到一个女孩子家，不管你从大门大摇大摆走进去，还是从小窗户爬进去，该做什么不该做什么都是一样一样的。”

腹腔镜手术会将肿瘤切除得很彻底。所谓彻底，就是不仅要切除肿瘤，而且要把可能转移的淋巴系统一起切掉。腹腔镜手术在清除淋巴系统时更加容易，从这个角度上讲应该是非常彻底的。另外，运用器械进行手术而不是用手，这样就减少了造成扩散的可能。总的来说，传统手术能够做到的，腹腔镜手术都能做到，而且效果更好。

原则上来说，结直肠肿瘤都可以运用腹腔镜手术进行治疗，但是在某些情况下手术还是比较困难的，比如肿瘤非常大（7厘米以上），切口可能就相对要大些，或者有些肠梗阻的患者、反复手术史、晚期或周围组织粘连很厉害、病理性肥胖（甚至达到200公斤）等，都会增加手术困难。

TEM是我2005年专门赴香港广华医院师从蒙家兴教授学习3个月后，在内地率先开展的，十年磨一剑，2016年还获得了北京协和医院医疗成果三等奖。

有一次出特需门诊的时候，一位术后患者的家属送来一份小礼物，我当时没太在意，只听到她说："林医生，谢谢你，我老头做完手术后挺好的，天气冷了，我亲手给你家人织了几双地板鞋，不介意的话就穿吧。"太有心了，我推脱不过，赶紧说不介意，谢谢！一天我打开一看惊呆了，3双针织的地板鞋，颜色鲜艳，好漂亮，也好感动……

曾有一位已经出院的患者来找我，说住院期间见我每天中午都没正儿八经吃过饭，所以特意送来擀好的皮和剁好的馅，说只要包好放蒸锅上蒸七八分钟就能吃……我当时没多想，觉得自己只是做了应该做的事情，却收到了患者的牵挂和关怀，"金杯银杯不如患者的口碑”，想必是每一个医生都梦寐以求的事情。只可惜，我问了科里的护士，都说病房里没有蒸锅，哈哈。

每当想到他们都是TEM的受患者，这项手术还会继续患及更多的患者，我更要全力普及这种技术了。那么什么是TEM呢？它是一种治疗直肠早期肿瘤的方法。下面我给大家揭开它的真实面纱。

曾有一位70多岁高龄的患者，一年前出现无诱因便血，大便常带有少量鲜红色血液。来到北京协和医院就诊后，经检查发现距肛门7厘米处有一个2厘米×3厘米的息肉，诊断为直肠绒毛腺管状腺瘤，医院给予圈套器切除。3个月后患者病情复发，复诊时检查发现距肛门8厘米处又出现一个2厘米×2.5厘米的肿瘤，初步诊断为早期直肠癌。

这位患者癌肿部位比较深，以往此类手术都需要开腹才能完成，但这次采用了TEM为患者实施手术。手术仅一小时便顺利完成，术后3天患者便能下床活动，术后7天患者便出院回家了。

TEM自1983年首次报道，至今已在临床应用20余年。研究证实，TEM是一种安全、有效的微创技术，在直肠中、上段良性肿瘤和早期直肠癌的治疗中具有明显优势。一些国家的医疗机构已经把TEM作为处理直肠肿瘤、早期直肠癌疾病的标准手术。

TEM主要适应于直肠腺瘤、早期直肠癌、进展期直肠癌的姑息切除和其他如直肠良性狭窄、直肠黏膜内脱垂等病症。比如，瘤体最大径超过1.5厘米的良性直肠腺瘤，尤其是绒毛状腺瘤；直肠原位癌（Tis期）或T1期低复发危险的直肠癌。虽然T1期高复发危险的直肠癌或者更后期（T2期或以上）的直肠癌，在局部切除术后有较高的复发机会，但是对于那些有高手术风险的病人，比如高龄或者有严重合并症者，TEM仍然提供了一种理想的姑息性治疗方法。

TEM有以下几大优点。

（1）创伤小，术中无皮肤切口，不像开腹手术，创伤大并留下疤痕，更重要的是可以使一些用传统手术方法需要连同肛门一起切除的患者保住肛门。

（2）可以切除距肛门任何距离的直肠肿瘤，并且由于是在显微镜下手术，手术视野好，切除精确，不仅能够完整切除肿瘤，还能留下理想的切除边缘，防止术后复发，降低复发率。

（3）手术时间平均仅为一个小时，比开腹手术显然时间要短，术中出血量很少，一般仅为5～10毫升，患者无须输血。

（4）手术并发症发生率较低，由于手术操作精确、创伤小、对病人的全身情况影响很小，因此手术并发症的发生率较低。

（5）术中能获取高质量的肿瘤标本用于准确的病理分期。

（6）相比较其他手术方法住院时间短、住院费用少。

我相信，腹腔镜手术和TEM会造福越来越多的结直肠癌患者。

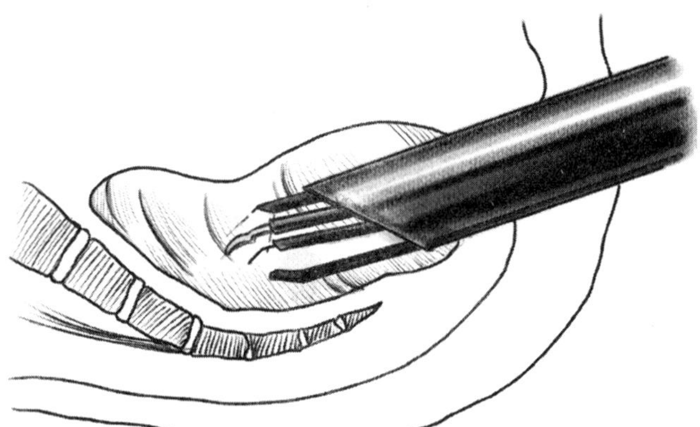

TEM手术

从“肠”计议，牵肠挂肚

上一节我们提到，TEM能最大限度地避免施行肠造口术。

肠造口是结直肠手术的一种重要术式。随着低位吻合技术的进步，低位直肠癌保肛率明显提高，但仍有20%～30%低位直肠癌需要行腹会阴联合切除、永久性乙状结肠造口即人工肛门，以及一部分行直肠癌低位前切术加预防性回肠造口术。其他一些疾病如溃疡性结肠炎、家族性息肉病等术后也常需要行肠造口。全球每年由于结直肠癌、外伤、炎症、先天性畸形而需行肠造口达数10万人之多。

真正的医学，有着科学的光彩，更散发着人性的光辉。前者让我好奇，后者则让我深爱。

一些患者送来自己种的花生、蔬菜，还带着泥土的芬芳；还有一些病人亲手给我做鞋垫……这些都让我感动不已。今天提到肠造口术，就不得不提一位姓柴的患者，因为他的智慧，不仅帮助了自己，还造福了数十万肠造口患者。

这位姓柴的患者，因直肠癌做了肠造口手术。为了防止造口旁边出疝气（医学上称“造口旁疝”），他自己设计了一套造口腹带，非常实用，后来还申请到了发明专利，造口腹带以他的名字命名（本来要带上我的名字，被我婉拒了）。在他女儿的大力支持下，专利变成了产品，在市场上销售，造福了广大肠造口患者。虽然后来很遗憾，这位柴姓病人因直肠癌术后复发去世了，但他发明的造口腹带迄今仍在帮助许许多多的肠造口患者。

肠造口的护理方法有两种：一种是自然排便法，简单方便，但是大便不受控制；另一种是造口灌洗法。灌洗能明显减少排便次数，消除或减轻人工肛门的气味，减少肠道积气，降低造口周围皮肤刺激反应的发生率，患者的心理负担也明显减轻。据观察，连续灌洗10次左右，排便习惯便基本能人为控制，一般每天早上或晚上定时用清水灌洗1次（每次500～1000毫升），就可达到1～2天内无粪便。对于一些社交活动比较多、年纪又比较轻的“造口”患者，医生通常会鼓励他们试试灌洗法。只不过，每次灌洗需要一个多小时，花费时间较多。

造口会有一些常见的并发症，比如造口狭窄、造口回缩、造口平齐或低于皮肤表面、造口水肿、造口脱垂、造口皮肤黏膜分离、造口旁疝、粪水性皮炎、机械性损伤、过敏性皮炎等。

肠造口手术后仅仅是排便部位和习惯改变而已，肠造口者原消化吸收功能没有丧失，因此造口者饮食应随患者需要而调节，无特殊忌口，但应适当注意以下问题。

（1）少进食易产气的食物。肠道产气过多，在造口袋内积聚会使造口袋鼓起，有损患者的外表形象。易产生气体的食物有：奶酪、洋葱、青椒、芦蒿、萝卜、荠菜、韭菜、豌豆、碳酸饮料等。

（2）避免进食易产生异味的食物。造口不同于正常肛门，它没有括约肌来调节粪便的排出，如果患者佩戴的造口袋不具有防臭功能，应少进食会产生难闻气味的食物，如玉米、洋葱、芦笋、香辛类的调味品等。多喝去脂奶或酸奶，食用含叶绿素高的绿色蔬菜有助于控制粪便。

（3）避免食用容易引起便秘的食物。

（4）多吃易消化食物，一定要细嚼慢咽，不要囫囵吞枣。

肠造口是大肠癌还有肠胃手术的结果，现在咱们回到大肠癌手术上来。

大肠的肠壁从里到外分为4层（黏膜层、黏膜下层、肌层和浆膜层）。大肠黏膜上皮细胞发生的恶性肿瘤才叫大肠癌，其实老百姓平时说的肠癌就是大肠癌。得癌以后慢慢会出现各种症状，而便血是其中最常见的一种症状，所以便血应该引起警惕。如果便血了，排除痔疮、肛裂、肛瘘等疾病，一定要及时就医。很多病，尤其是癌症晚期，都是拖出来的。

早发现早治疗非常重要！大肠癌分为4期：1期肿瘤在肌层以内，没有转移；2期是肿瘤已达浆膜层以下或者突破浆膜；3期是无论肿瘤位于那一层，但已发生淋巴结转移，不过没有发生远处转移；4期也就是晚期，肿瘤已发生远处脏器比如肝肺等的转移。

中低位进展期直肠癌还可以先进行放化疗，然后再做手术，这种治疗方式叫作新辅助治疗。这种是针对直肠癌的，病人来就诊的时候已经比较严重，肿瘤比较大、离肛门比较近，直接切有可能切不干净，并且保不住肛门，这时候怎么办呢？

国外研究发现，针对这些患者，不是做完手术以后再追加放化疗，而是把放化疗挪到手术前去做。结果表明，放化疗后，肿瘤缩小了、降期了，然后再做手术效果更好。这样做不仅提高了切除率和保肛率，降低了局部复发率，甚至有大约20%的患者在做了放化疗以后，术后病理检查一个癌细胞都没有了。也就是说，通过这种努力有可能把一个比较偏晚期的肿瘤变成一个早期的肿瘤，切除的效果可能会更好。当然，放化疗也会有一定的副作用，有部分患者放化疗效果也不好。

化疗期间吃什么，是很多患者及其家属关心的事情。化疗患者不要吃辛辣刺激食物，也不要喝酒（这些食物容易导致胃肠道不适，尤其不适合消化系统肿瘤患者），除此之外还有一些不太适合患者的食物，但并非禁忌。如含5-羟色胺的食物，会导致患者恶心、呕吐、便秘或腹泻，常见的有香蕉、核桃和茄子等；还有含色氨酸的，如小米、腐竹、豆腐皮、虾米、紫菜、黑芝麻等，这些都会加重患者呕吐，不宜多吃。贝壳类海鲜会导致腹泻。这些食物如患者有意愿吃，可以少量给予，但胃肠道反应较重者需要避免。此外，化疗期间不能吃生、冷、硬的食品，饮食要注重清洁、清淡，营养全面。

那么，肿瘤患者饮食有哪些需要注意的呢？有些人认为肿瘤的生长需要营养，患癌后所吃的营养物质会被肿瘤吸收，从而加速肿瘤的生长。因此，患者在手术后只吃主食、青菜和水果，而且还控制食量；家属更是不管患者被肿瘤消耗得多么清瘦，都拒绝接受医生关于营养方面的建议。

虽然理论上有担心营养支持具有促进肿瘤生长的可能性，但多年来的临床实践中并未见到营养支持促进肿瘤生长的证据。而对营养不良的肿瘤患者进行营养支持，不仅不会促进肿瘤生长，反而还能够改善患者体质，增强机体免疫功能，对肿瘤治疗有益。

另外，在那些已经极度消瘦的晚期肿瘤患者的体内，肿瘤并不会停止或放慢生长的脚步，饮食营养上的节制恐不能“饿”死肿瘤。

对于带瘤生存的患者，如果已有营养不良，建议饮食上增加营养，甚至接受营养支持治疗（但并非所有的患者都能从营养支持治疗中获益）。而那些手术后的患者，需要正常的饮食，保证每日的营养需求，使自己拥有合理的体重，将机体免疫力调节到较好的状态。是忌口还是补充，都需要根据患者本身的身体状况而定。

无论是那些已经逃脱肿瘤魔爪的患者，还是无法摆脱肿瘤纠缠的患者，都应选择健康合理的生活方式。

在饮食方面，更多的是不适合，而非禁忌，如不适合饮酒（酗酒肯定是禁忌），不适合辛辣刺激食物（如辣椒、生的葱姜蒜），不适合暴饮暴食。至于那些已经列为致癌物的食物（烟熏烧烤的食物，加工的红肉，腌渍菜等），更要少吃或不吃。

术后策略，志在“肠”远

现在，大肠癌有年轻化的趋势，不过年纪越大的人还是越容易得大肠癌的。子曰：七十而从心所欲，不逾矩。晚年本来该享受天伦之乐，或者是“白发渔樵江渚上，惯看秋月春风。一壶浊酒喜相逢。古今多少事，都付笑谈中”，别让大肠癌毁了美好的一切。

如果真的被肿瘤君迫害，也不用惊慌害怕。现在，一期大肠癌五年的存活率是90%。我有一位患者是大学老师，60岁，做过直肠癌手术，今年已经是术后7年了，如今每年复查一次，恢复很好，而且她还亲力亲为照顾自己90多岁的老母亲。

术后患者需要及时复查，推荐的复查方案如下。

（1）病史和体检，第1~2年，每3~6个月复查一次；第3~5年，每6个月复查一次；第 6 年起，每年复查一次。

（2）监测CEA（癌胚抗原）、CA19-9（癌抗原19-9），第1~2年，每3~6个月复查一次；第3~5年，每6个月复查一次；第 6 年起，每年复查一次。

（3）腹/盆超声、胸片，第1~2年，每3~6个月复查一次；第3~5

年，每6个月复查一次；第 6 年起，每年复查一次。

（4）腹/盆CT或MRI（核磁共振检查）每年一次（并非常规检查项目）。

（5）术后1年内行肠镜检查，如有异常，1年内复查；如未见息肉，3年内复查；然后每5年复查一次，随诊检查出现的大肠腺瘤均推荐切除。

另外，特别值得注意的是以下几点。

（1）很重要的一点：术后2～3月后，可进行术野、肝脏的增强扫描，其作用在于作为术后影像学检查的参考标准。

（2）结直肠肿瘤患者中，有少数患者基因存在缺陷，甚至有的存在更罕见的多发肿瘤综合征，因此术后随诊过程中也应注意其他肿瘤的普查。

（3）对于有手术切除范围以外的结肠息肉或术前因梗阻而未完成全结肠镜检查的患者，宜在身体恢复后3月左右进行肠镜检查，以免延误病情。

（4）超过5年后，仍然要定期复查。近年来，随着手术和放化疗、靶向治疗等辅助治疗水平的提高，结直肠癌5年存活率大幅度提高，5年后复查没有复发迹象的人也很多了。

我的患者大多都会遵照医嘱复查，我们的关系也很和谐。当然也有反面例子。曾有一位来自河北某县的升结肠癌女患者，我给她做了右半结肠切除术，术后很遗憾发生了创面渗血，因为她是罕见的熊猫血型（RH因子阴性），恐怕出血太多没有血源危及生命，于是我果断二进宫给她做了二次手术探查止血，术后恢复很顺利，也没再出血。

出现并发症后及时处理本来是件好事，但她家里人不依不饶，非说我给她造成伤害了，死活赖着不出院，他们明知打官司赢不了就要赖玩医闹，她的女儿是当地医院的护士，儿子是当地的小官，拿当地的那一套想讹钱，还派患者老公整天跟着我。

不过他们最终没能得逞，科室领导和医务处很支持我，我的老师邱教授（我们都叫他邱老）护犊心切，有一次我要上手术，患者老公还想跟进去，邱老非常生气地用身体护着我，用双手把他推出门外，说你有完没完了！最后患者看闹也没结果就出院了。至今那位患者也没好意思找我复查。但愿她在别处复查了，希望她康复了，过着正常的幸福生活。

如果过了5年紧张的随访复查之后，该怎么办呢？首先我要恭喜你啦，对于5年后的肿瘤检查态度，不必过于紧张，但是也不能过于马虎，保持乐观的心态定期检查最好。接下来当然是投入正常的生活之中，如果可以，最好做一些力所能及的锻炼。

现实生活中我们面临很多食品问题：农药残留，激素、抗生素滥用，食品添加剂泛滥等。因此尽量不要长期食用某一种食品，导致某一种有害物质长期在体内积累。而且最好经常更换食品种类，即便有害物质进入体内，量也不会很多，也不会在体内累积。

在饮食习惯上，提倡增加高纤维水果、绿叶蔬菜及粗制碳水化合物（如玉米）的比例，减少脂肪及动物蛋白（如红肉）及精制碳水化合物的比例。保持愉快乐观的心态，去享受每一天的生活。

第七章 『菊花』特烦恼，总有莫名入侵者

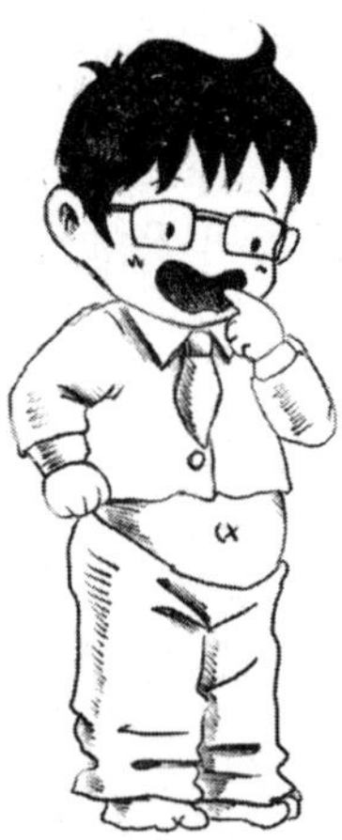

找帽记：今天用腹腔镜为一个近200斤体重的直肠癌患者做了手术，接着又做成一个距肛门仅4厘米直肠癌的低位保肛手术，手术顺利，洋洋得意。

结果乐极生悲，正当我准备离开手术室去开会的时候，被护士叫住，说清点器械的时候发现少了一个穿刺器的帽，顿时我惊出一身冷汗。

异物残留可是大事，必须找到。于是台上台下一顿翻找，有人甚至趴在地下寻找，连垃圾桶都不放过……找了近半个小时仍无所获，最终还是我在地盆已丢弃的腔镜闭合器上找到了，虚惊一场！当外科大夫太受刺激了……

那些年，辣手摧“菊”的不速之客

场景一

3台结直肠癌手术之后的我累瘫在休息室的椅子上，忙碌了一天，腰酸腿麻，手脚无力，走路的力气都没有了，容我静静地休息一会儿再回家。

不知不觉，我竟然坐在椅子上睡着了……

“丁零零……”有节奏的电话铃声打断了我和周公的约会，“基本外科吗？急诊科会诊，直肠异物！”

迷迷糊糊地醒过来，才睡了10分钟。得，本打算月上柳梢头，人约黄昏后，回家带女儿去吃顿大餐呢，这下泡汤了。

起身，洗手，一边走一边整理身上的白大褂，我如大理段誉凌波微步般火速赶到了急诊室。

急诊科，一个没有时间却最有时间观念的科室。没有时间，是因为每一分钟对急诊患者来说都很重要；最有时间观念，是因为一旦接诊，必须争分夺秒抢救患者。总之，急诊科是每个医院晚上最热闹也是最紧张的科室。毫不夸张地说，人山人海，络绎不绝。

“哪个是需要会诊的患者？”

随后，一位40多岁的母亲和一个20来岁的小青年跟着我进了诊室。

我一眼看过去，女人一脸担忧，小青年深深地低着头，并且用很别扭的姿势站着，仔细观察，他的双腿正在微微颤抖。

行走江湖多年、“见多识广”的我明白，肯定有东西塞进去了。“掏粪工”这一行干的时间长了，本来就“和善温润”的我变得更加善解人意了。把他的母亲请出去之后，关上诊室的门，我问道：“什么东西塞进去了，多长时间了？”

过了好一会儿，我等来了他羞羞答答、吞吞吐吐的回答：“一把……一把电动车钥匙，一个……小时前塞进去的……”

“钥匙？”

第一次听说，还真新鲜。

以前不是黄瓜就是假阳具。

“就一个钥匙，什么包装也没有的那种？”

“嗯……不对，钥匙上面的形状圆圆的，外面包着黑色塑料……下面是铁的。”

“好，我懂了，脱裤子，躺上去，双腿弯曲。”

戴上手套，涂上润滑油，手指伸进“菊”部，怎么回事儿，什么也摸不到，莫非深入进去了？

钥匙太小了……要是黄瓜什么的，还好找一点儿，小钥匙深入进去，摸也摸不到。没办法，只能到手术室去取直肠异物了。完善术前检查后，患者被推进手术室，摆成膀胱截石位。全麻之后，扩开肛门，置入肛门镜，在无影灯和地灯的照明下开始仔细寻找丢失的小钥匙……

“卵圆钳！”

助手把卵圆钳递给我，这东西头部内侧有细齿，不小心容易夹伤肠黏膜。

与以往不同的是，这一次我拿着卵圆钳深入内部，如大海捞针一般，小心翼翼地寻找调皮的小钥匙。这小东西，比黄瓜难找多了！

即使万事俱备，这项手术进行得也很困难，最怕伤到患者直肠黏膜，仿佛我手里的不是卵圆钳，而是扫雷器。我稳稳地握着它，在患者的“菊花”里寻找那把迷路的钥匙。幸亏患者全麻了，否则，这时他肯定会忍不住发出呻吟声：疼！

早知如此，何必当初。

好嘞，确实是电动车钥匙，接下来我小心翼翼地把钥匙夹了出来。

比起其他的直肠异物，这个确实小了点儿，但是杀伤力不减，小身板更容易长驱直入，给肛管和直肠造成伤害。

我看着这寻常的小钥匙，心情很复杂。我拿着钥匙走出手术室，找到家属，善意地说：“观察一段时间再出院，难保没有直肠黏膜损伤，要是那样的话，可能需要再做手术哦。还有，一定要注意，不光大的东西不能往里塞，小的东西也不行！如果有心理问题，一定带他去看看心理医学科。”

场景二

一个风清月明的夜晚，我下班了，车正准备开出协和。

真好，终于可以好好休息一下，明天陪女儿上辅导班。日子不能再美好了。

这时手机铃声响了，一定是我家宝贝给我打电话了。

一看是急诊科电话，小心肝一颤，快要晕过去了。

“林医生，您出院了吗？不是，我是说您走出医院了吗？”

“没呢……”

“太好了，外科急会诊，肠梗阻，您快过来吧。”

“啪”的一声，那边就挂了电话。

我怀着沉重的心情，迈着飞快的脚步，回到办公室，换上白大褂，飞速赶往急诊室。

一男一女站在急诊室，男的年近40，女的20出头，还是个打扮时尚的女孩，紧张而害羞地抓着男人的胳膊。

“患者是谁？”

女孩小声说：“是我。”那个头快低到尘埃里去了。

我认真仔细地向她询问病史，女孩红着脸一句话也不说。

磨蹭了半天，男人说：“两天前，我俩在一起玩儿，不小心把乒乓球从后面塞进去了。”

我两眼瞪得老大，以前只是听说过有人塞球，今天真的见着了，你们“城会玩儿”呀。

“多大的？”

“直径40毫米。”

“怎么现在才来？”

“当日我赶着上飞机，让她自己来医院取，她不好意思就没来……”

当时我就想爆粗口，这是不要命了吗？一个是不拿别人的生命当回事儿，另一个是不把自己的命当回事儿。

女孩的肚子胀得厉害……肛门指检，确实有异物。不幸的是，这一次打了杜冷丁以后，卵圆钳也不管用了。

异物和直肠壁卡得太死，也不知该用什么器械去取，更不敢硬往外拽，时间长了还容易肠穿孔……没办法，准备手术吧。

手术前的CT显示，肛管深处和直肠口之间卡着一个圆形物体，上段肠管扩张得厉害。

全麻下，消毒以后打开肚子，发现肠管水肿得像个胖胖的胡萝卜，在肠道肌肉麻醉的情况下，我轻轻地把异物往肛门推，幸亏这是个光滑的乒乓球，要是一个粗大的棒子之类的东西，肯定就推不下来，到那个时候，必须做肠造口（挂粪袋）……

手术还没结束，安静的楼道里一阵吵闹，后来听说是那男人的老婆来了，十分彪悍地把他揪回了家……

顺利取出直肠异物以后，大量的粪水和气体从患者的肛门排出，整个手术室弥漫着粪臭味。对，就是这个熟悉的味道！手术后，我里里外外洗了又洗，回到家后又洗了一遍澡，身上的味道才减轻了一些。

现在的男女真的什么都敢玩儿，天不怕地不怕的，就不怕出人命？不要为了寻求刺激，什么都往里塞。

食色，性也，我理解两个人之间讲情趣，或者一个人的自嗨。但是一定要注意安全，不能随便往“菊花”深处塞东西。玩假阳具要注意安全，一是千万不要往肛门里塞（拿不出来的话，麻烦又受罪），二是一定要戴避孕套。

场景三

印象最深的是几年前的一天晚上，刚过10点钟，窗外寒风呼啸，雪花飘飘，天地一片苍茫……

我刚接诊了一个直肠异物患者，还没来得及喘口气儿，一阵电话铃声响起，我条件反射地站起来……挂断电话之后，想必您也猜到了，又是急诊科。

楼道里的凉风吹进骨头，我冻得身体打战，加快了脚步。

一个30多岁的男人冷静地站着，似乎是在等我来。来之前我从电话里知道，患者肛门中有异物，可眼前这个男人怎么看都不像。

“怎么了？”

“我肛门里有东西。”

“什么东西，进去多长时间了？”

“振动棒，进去十几个小时了……”

患者这么淡定，搞得我不淡定了。

出于好奇，我问了句：“怎么搞的？”

“昨天几个老同学聚会，把我灌醉了，把那东西从肛门里塞了进去……”

指诊发现，振动棒已经深入直肠。

振动棒紧紧地卡在肛门和直肠里，动也不敢动，只能手术取出了。

最后，我拿着20多厘米长的振动棒连连叹息：“现在的人什么都

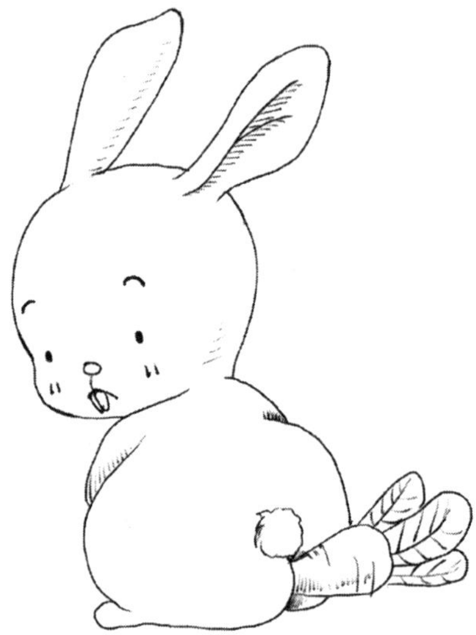

“菊花”不欢迎不速之客

敢往身体里塞，真是服气啊！”

等男子麻醉苏醒以后，我向他交代了注意事项，他全程淡定地看着我，似乎这是一件稀松平常的事情。

我想，那一定是个不可描述的过程……多疼啊，现在的人都不懂得心疼自己吗?

作为医生，患者的健康高于一切，希望大家不要再往“菊花”里塞东西了，真的。划破直肠黏膜，造成肠穿孔，真的会有生命危险！不能说至今没有谁因为肛门异物而失去生命，大家就不把它放在心上。

快乐的方式有很多种，请不要选择危险错误的那一种，保护好“菊花”就是保护自己的生命。

“菊花”残，满地伤，你的笑容也泛黄，结局只能是“花”落人断肠……珍爱“菊花”，从我做起。

让人蒙圈的直肠异物

黄瓜、香蕉、振动棒，酒瓶、木棍、假阳具，钥匙、剪刀、塑料瓶，手电、手机、电灯泡，茄子、苦瓜、火腿肠，黄鳝、泥鳅和蜡烛，小刀、眼镜、高脚杯……

我不是在说瓜果蔬菜，不是在谈吃的喝的，不是在评论家具电器，以上这些都是曾经被人塞进“菊花”里的东西。

此刻我的“菊”部一紧，想弱弱地问一句：真的不疼吗？

“菊”部异物可谓稀奇古怪，无所不包，只有想不到的，没有塞不进去的。

最常见的就是黄瓜了，当然也有人可能是无聊吧，往“菊花”里塞橘子瓣儿，一共塞了十几瓣儿，看到这里我也无言以对，用现在流行的话说就是“水土不服就服你”！

当然，貌似也有人塞过芹菜，我想大概他觉得芹菜细长，不会卡在里面吧。

还有人塞苦瓜和火腿肠。心疼“菊花”，也心疼这些食物，更心疼无知无畏的患者。

也有人比较直接，专门塞假阳具、振动棒等专业的玩具，可是，亲，你塞错地方了，会伤害“菊花”的。

还有人曾把一支圆珠笔塞入直肠，最后拿不出来了，不知道他是不是用圆珠笔挠痒痒来着…

以上还算正常，他们在塞的时候没想到会卡在里面出不来，但是结果悲剧了，算是意外事件。

可是，接下来塞进去的东西让人匪夷所思。

有人曾把电灯泡塞进肛门，这难度也太高了，不手术是拿不出来的。把灯泡塞进去，有这顶呱呱的创意，干点别的什么不好！

有人塞擀面杖，真拿自己当铁人了？

也有人塞诺基亚手机，拨打电话，手机在里面还能震动。

有人说，人类是最富有创造力的生物，而人类和猩猩的区别就是会巧用工具，达尔文诚不我欺！

还有人塞过喝红酒的高脚杯。

还有中号的手电筒。

还有太阳镜……

最奇葩的是，看新闻说有醉酒男子把活黄鳝硬生生地塞进去……花样玩法，只会让你更受罪。

可是“菊花”的功能是排便把门，不是收纳东西啊，而且“菊花”是那么容易塞东西进去，塞进去之后还能相安无事的吗？

人体的肛门直径在扩张时不过2～3厘米，当你塞这些东西进去的时候，已经伤到了肛门括约肌。而从肛门到肛管，其中的长度也就3～4厘米，再往上就到直肠了，塞入质地坚硬、易碎物品会对肠管造成损伤，导致黏膜出血。

搞不好会肠穿孔，随时有生命危险。

请对直肠异物说“不”

对于“菊”部来说，什么是异物呢？

正确回答是，凡是不该在这个地方出现的东西都算是异物。直肠里只有一位正主，就是大便，这是3岁小孩子都知道的常识。对于直肠来说，世界上只有3种东西：便便、塞得进来的异物和其他塞不进来的东西。

发生直肠异物是个很让人尴尬的事，许多直肠塞入异物拔不出来的患者因为害羞而不敢去看医生，即使去了医院也会吞吞吐吐的，半天说不出话，或者隐瞒病情。说实话，患者什么情况，有经验的医生一看就心里有数，真的不要隐瞒病情，最终苦了的还是自己。

黄瓜、香蕉、振动棒，酒瓶、木棍、假阳具，钥匙、剪刀、塑料瓶，手电、手机、电灯泡，茄子、苦瓜、火腿肠，黄鳝、泥鳅和蜡烛……

这些东西怎么会跑到肛门，甚至直肠里呢？

可能是不小心从肛门刺进去了；也可能是喝多了撒酒疯自己塞进去的（当然也可能是别人塞进去的）；还可能是清醒状态下自己塞进

去的。

不用我说，大家心知肚明的原因是，有些人觉得往“菊花”里塞点小东西很好玩、很过瘾，然后就放心大胆地塞了，然后拿不出来了……

马应龙集团公众号——你猜得没错，就是发明马应龙痔疮膏那个马应龙——里面有一篇文章说得好：“这倒无可厚非，人有自己的权力，如果这种方式并没有影响、伤害他人的时候，任何道德上的指责都不应该出现。但是问题在于，这些东西可能会在里面卡住出不来。”

这种情况下，身为“护菊小能手”的我们，就该出场为大家排忧解难了。

有一句话说得好：形态决定功能。人类经过漫长的进化，才由四肢着地发展成直立行走的样子，直肠、肛管和肛门也经历了漫长的演化形成今天这个样子。直肠、“菊花”是五谷轮回之处，它们只适合往外出，不适合往里塞。凡是直肠里有的东西，除了便便，其他的都以疾病方式存在，在医学生的教材上写着呢。

就是往外排东西也讲究一个节奏，最好一天一次，10分钟之内完事儿，不能不受控制地随便乱排，比如一般公共场合会有“禁止大小便”的告示。所以，肛门必须有控制大便的能力。它就是便便管理员，让便便往外走，便便才能出来。因此肛门的出口小，控制能力强。当你往里面塞了东西，拿不出来的时候，自己伸手或者是用什么工具把东西弄出来也不容易。操作不当就会适得其反，肛门里的东西会越弄越往里。

直肠的名字严重与事实不符，它不仅不直，甚至还打了几个小弯。直肠内部，有个膨大的地方叫直肠壶腹，特别容易存东西。短小的东西进去了，就不那么容易出来，比如说钥匙、玻璃球，等等。

我相信每个往“菊花”塞东西玩的人，都希望这是一次安全而愉快的经历。然而，偶尔就会有那么一些不很走运的人。你们需要做的不是耽误时间，不是自己瞎捣鼓，而是立刻上医院。可能你们还不知道肛门塞异物，是很危险的行为，轻者可能造成直肠黏膜受伤出血，肛门出血裂伤，肛门失禁；严重则会刺穿直肠引发腹膜炎，危及生命安全。

医生会用直肠指诊、X线等一系列办法，来确定里面的异物是什么、在什么位置，这一点很关键。这时医生问什么你就说什么，一定不要撒谎，毕竟是性命攸关的事情，自己的健康最重要，这个时候生命权应该大于隐私权。

如果塞入肛门的东西比较小，去排便的话很可能会排出来，但是大部分人没有这么好运了。他们塞进去的东西，没有最大，只有更大，毕竟还有人把包饺子的擀面杖都塞进“菊花”里了。

如果你塞入“菊花”一个庞然大物，那么以上招数就不管用了。你需要麻醉医生的帮助，在麻醉的状态下，让肠道肌肉和消化道出口双双松弛下来，这时候大部分异物可以被顺利地取出来。

如果这一招还不行的话，那患者可能就会受点罪了，这时候需要采取剖腹探查术，打开患者的腹腔探查异物在肠道里的位置，如果可行的话，一边挤压着肠子，一边从肛门取异物，成功率也是蛮高的。

如果以上的一切办法都不管用的话，医生就得剖开肠子去取出异物来了，不管患者还是医生都不想走到这一步。开膛破肚取出来，差不多丢了半条命……

虽然你有这样的“特别”爱好也没什么，但如果真的卡里边出不来了，那就一定要尽快找医生去处理。

不要不好意思，也不要觉得会被人嘲笑。站在诊室或者躺在病床上，你就是患者，医生的职责是治病救人，救死扶伤。当然我希望你永远不用去挂急诊，看医生。

第八章 你需要的整肠护『菊』计划

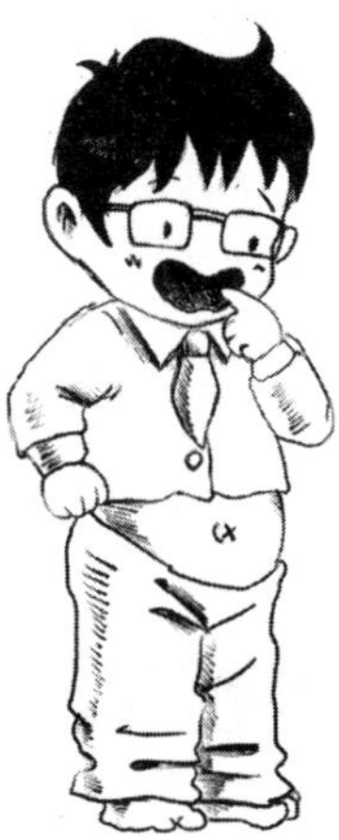

10条防癌建议，请笑纳。

①坚决反对用营养品防癌。

②坚持回家吃晚饭。

③不吃油炸食品。

④对剩菜剩饭不要大包大揽。

⑤瘦一点患癌机会小。

⑥每年坚持两次体检。

⑦坚决不吸烟。

⑧别让不良生活诱发癌症。

⑨随时锻炼。

⑩“没心没肺”，学会满足。

这10条，我只做到了没心没肺，大哭……

蔬菜水果更护“菊”

“晚上海底捞走起啊？”

“好嘞，不见不散！”

……

“老王，下班街头撸串去？”

“还得配上冰啤酒！”

……

“喂，十三香龙虾吗？我烤串要多放辣椒，我的小龙虾要变态辣，哎对啦，能不能赠我两串烤辣椒啊？”

“没问题，半小时后给你送到。”

“哎，这已经是第2份夜宵了，管他呢，加班这么累我得好好犒劳自己！”

……

“媳妇儿，我晚上不回家吃了，晚上有个饭局。”

“唉，我做了你喜欢吃的红烧排骨呢……对了，少喝点酒啊！”

“放心放心。”

结果饭局上，一个劲儿地跟人喝，一杯又一杯。

……

这大概就是现代人的晚餐日常，吃香的、喝辣的，每天的小日子美滋滋的。可是长此以往，你会发现吃什么都不香了，微辣、麻辣、超级辣、变态辣……起初吃微辣的食物，你都会伸着舌头大叫：“哎呀妈呀，太辣了！水、水！”现在你点了变态辣，却招呼服务员：“再来两瓶辣酱。”

这时，你成了一个名副其实重口味的人，直到有一天，你坐在马桶上，“菊”部隐隐发痛，半个小时也没有上完大号……再后来，上大号成了你的噩梦，每一次“菊花”出血不说，上完大号后一两天，走路姿势怪得像个企鹅……最后，你不得不来找我，捂着“菊花”，哭丧着脸对我说：“林医生，我的痔疮回不去了……”

肉食美味，麻辣诱人，但是保护“菊花”，我们需要的却是一些清淡的瓜果蔬菜，为了“菊”部健康，大家一定要克制体内想去饭店胡吃海喝的洪荒之力，多吃一些清肠护“菊”的瓜果蔬菜。毕竟“菊花”只有一个。“菊花”恒久远，要想让它永流传，一定要好好呵护它，我们的“菊花”比钻石珍贵得多哦。

什么样的瓜果蔬菜能够养胃护“菊”呢？想必你也知道一两种，就怕这一两种还在你的食谱黑名单里躺着呢。没关系，让我“菊花林”多给你介绍几种，总有一种对你的胃口。

常年占据肠道好友排行榜第1名的非这个家伙莫属——香蕉。香蕉有助于恢复肠道功能，特别是在腹泻或醉酒之后。香蕉能恢复人体电解质和钾，其中富含的纤维素有助于消化。建议体型正常、肠胃无明显不适的人每天吃一根香蕉，通便又润肠。而体型偏胖的朋友们就不要一天吃一根了，香蕉的含糖量太高了。

我们人类的好朋友大白菜也是一味良方。前面我提到过它的功效，此处不再啰嗦，大家放心大胆吃吧，排毒又减肥哦。白菜中含有较多粗纤维，还含有维生素A、B族维生素、维生素C等，白菜中的纤维素可以促进肠道的蠕动，帮助消化，防止大便干燥。生吃白菜心可以不破坏白菜的营养，对通便很有效。

有人问做什么生意能够稳赚不赔呢？回答：种黄豆。黄豆可以做豆腐，受潮了可以发豆芽，卤水点豆腐失败，可以卖豆腐脑嘛。豆腐卖不完还可以做臭豆腐。哈哈，黄豆真是个好孩子。

豆类中含有大量的非水溶性膳食纤维，能够减少食物在肠道内的停留时间，预防便秘，降低结肠癌风险。黄豆、黑豆等豆类中含有丰富的卵磷脂，它是分解油脂的“高手”，能够促进脂肪代谢。

有一句幼儿园小朋友都会说的英文：An apple a day keeps the doctor away。这句话有两层含义，年轻的时候，不要每天都对着iPhone手机玩，荒废了学业连博士都毕业不了；中年的时候，每天吃一个大苹果，保证你健健康康不生病。苹果中除了含有丰富的维生素，其含有的纤维素可刺激肠蠕动，加速排便，有通便作用，对于缓解便秘效果不错，市场上一度流行喝苹果醋呢。

改变肠道菌群的最好食物就是红酒，红酒同开心果一样，含有可以让体内益生菌得到营养的益生元。研究发现，每天两杯红酒，与杜松子酒或者不含酒精的红酒相比，四周后肠道菌群中有益菌的数量会明显增加。

大蒜是抗癌防癌大王，虽然有人因为它的刺激性味道对它敬而远之，其实大蒜好处多多。大蒜不仅有助益生菌的生长，而且还有助抗击“不友好”的肠道细菌。不过为了保证大蒜的保健功能，最好还是遵循“吃生不吃熟，吃碎不吃整”的原则，比如用生蒜拌凉菜、调制蒜泥等都是很健康的吃法，市面上也有很多大蒜提取的保健品。

有一种食物，人们一直以为它有剧毒，别说吃了，连碰都不敢碰，后来16世纪英国的俄罗达拉里公爵从南美洲发现了它并带回英国皇家花园栽种。100多年后，法国一位画家画了这种植物。由于对它的偏爱，加上这位画家可能是个十足的吃货，他决心冒死一试，在众目睽睽之下壮着胆子咬了一口，觉得身体并无不适，终于将手中的食物吃完。从此，这种植物可以食用的奥秘被揭开。这个传奇的食物就是西红柿，它凭借颜值征服了画家，最后征服了全世界人民。

西红柿含有丰富的有机酸，如苹果酸、柠檬酸、甲酸，可保护维生素C在加工烹饪过程不被破坏，增加维生素的利用率。西红柿中还含有一种特殊成分——番茄素，有助消化、利尿，能协助胃液消化脂肪。番茄素还能抑制细菌和真菌的生长，可治疗口角炎。

木耳其貌不扬，但是它功能多多。木耳中的胶质可吸附残留在人体消化系统内的杂质及放射性物质，将其排出体外，具有清胃、涤肠、防辐射的作用，是成年人保养肠胃的佳品。

还有姜黄和菌类，姜黄是天然的抗炎食品，有助肠道修复，促进益生菌发挥作用。菌类是一种富含膳食纤维的食物，它能够保持肠动力，预防便秘，让容易受到压力影响的肠道保持健康状态。另外，多吃菌类还有利于调整压力，放松心情。

在这里先跟小兔子说一声对不起，抢你食物了，可是胡萝卜的好处实在太多了。胡萝卜有益肠道健康，因为其含有阿拉伯半乳糖，它是一种天然益生元（有利益生菌生长）。

蔬菜中最后推荐芹菜和菠菜。我看过网络评选出的最难吃的十大蔬菜，芹菜高居榜首啊。其实芹菜富含粗纤维，是一位棒棒的肠道清洁工。菠菜味甘性凉，益肠胃，通便秘。《食疗本草》中称其“利五脏，通肠胃，解酒毒”。菠菜可促进胃和胰腺分泌，增食欲，助消化；丰富的纤维素还能帮助肠道蠕动，有利排便。

因为维生素C对胃有保护作用，胃液中保持正常的维生素C的含量，能有效发挥胃的功能，增强胃的抗病能力。因此宜多吃富含维生素C的水果。此外，空腹不能吃西红柿、橘子、山楂、香蕉等；脾胃虚寒的人不宜吃香蕉、西瓜、梨等。

下面我为大家推荐几种脾胃不好的患者也可以吃的健肠胃水果。

木瓜。木瓜含木瓜酵素，有助于分解并加速蛋白质吸收，可缓解消化不良和胃炎。木瓜也是健脾胃、治胃痛的好食物。木瓜偏寒，不建议空腹食用。尤其是胃寒、体虚者不宜多吃，否则容易导致腹泻。食用木瓜多是产于南方的番木瓜，可以生吃，也可作为蔬菜和肉类一起炖煮。

石榴。中医认为味道甘甜的石榴具有生津止渴、润燥的功效，而味道酸涩的石榴可以治疗腹痛、腹泻等疾病。另外，石榴中含有维生素C、柠檬酸、苹果酸等多种有助于消化和降血脂的物质，对于调理肠胃有一定的功效。石榴籽不太容易消化，肠胃不好的人可以连籽嚼嚼，然后吐出来。

桂圆。李时珍曾说过："食品以荔枝为美，滋益则龙眼为良。"桂圆即干龙眼。桂圆能入药，有温阳益气、温胃补脾等功效。中医里可用于治疗心脾虚损、气血不足所致的失眠、健忘、惊悸、眩晕等症。所以桂圆也是养胃佳品，不过一次不宜吃太多哦。

菠萝——凤梨的双胞胎兄弟。菠萝性味甘平，具有健胃消食、补脾止泻、清胃解渴等功用。每100克菠萝果实中所含的维生素C高达30毫克，并含有丰富的水分。但要注意，每次吃菠萝不可过多，过量食用对肠胃有害。

樱桃。樱桃营养丰富，其中铁的含量尤为突出，是柑橘、梨和苹果中铁含量的20倍以上，居水果首位。樱桃性温，味甘微酸，具有补中益气、调中养颜、健脾开胃的功效。需注意的是，樱桃属火，不可多食，阴虚火旺者应忌食或少食。

芒果。我在网上看到一个特别喜欢吃芒果的人对芒果说：芒果啊芒果，你要加油啊，努力把中间的硬硬的东西进化掉，这样我吃起来就更方便了。哈哈哈，真是大吃货一枚。中医认为芒果味甘酸、性凉，具有清热生津、解渴利尿、益胃止呕等功效。芒果特别适合胃阴不足、口渴咽干、胃气虚弱、呕吐晕船等症。

对了，胃不好的人不要多吃柿子、山楂、猕猴桃和鲜枣。

柿子味道鲜美且营养丰富，但也有不足之处，食之过多也有危害。柿子中含有一定量的单宁，柿皮中的含量更高，吃柿子时口涩、舌麻就是单宁作用的缘故。单宁有很强的收敛作用，在胃内易与胃酸结合，从而凝固成块。

山楂酸甜可口，具有消食化积的作用，是增进食欲的最佳果品之一，但吃过多是有害的。山楂中果胶和单宁含量高，接触胃酸后容易凝结成不溶于水的沉淀，与食物残渣等胶着在一起形成胃结石，结石可引起胃溃疡、胃出血，甚至胃壁坏死和穿孔。但是把山楂煮熟了吃会减少单宁的影响。

猕猴桃属寒性，过食损伤脾胃的阳气，会产生腹痛、腹泻等症状。猕猴桃中所含的大量维生素C和果胶成分，会增加胃酸，加重胃的负担，产生腹痛、泛酸、烧心等症状。

鲜枣不宜吃太多，否则会伤肠胃。大枣的膳食纤维含量很高，一次大量摄入会刺激肠胃，造成胃肠不适。膳食纤维大部分存在于枣皮中，大枣枣皮薄而坚硬，边缘很锋利，如果胃黏膜刚好有炎症或者溃疡，会加重疼痛和不适。

酸奶虽好，可不要贪杯哦

网上有人提问：土豪的生活习惯有哪些？

有一个回答很有趣：喝酸奶不舔盖。

这句话形象地说明了人们对酸奶的喜爱。喝酸奶的好处不是一两句话可以说得完的，下面我给大家细细介绍一下酸奶的功效。

人们都说酸奶酸酸甜甜，很像初恋的味道，并不代表酸奶是年轻人的专属食品哦。其实老年人喝酸奶好处多多，喝酸奶能够有效预防骨质疏松。酸奶充足的营养成分在预防和治疗骨质疏松上起到了关键作用，其中钙、维生素D等微量元素最为关键。医学界普遍认为钙元素对任何年龄人士的骨质都有很好的作用。每天一杯酸奶，一口气上五楼。

大部分奶制品维生素D的含量特别高，并且把钙元素和维生素D结合在一起，对骨骼的好处更明显了。我们选择酸奶时，可以参考食品标签，对添加维生素D的酸奶要更青睐有加。

酸奶还可以降低血压，每天喝酸奶的人，高血压的发病危险比那些不喝的人降低了50%。缺钙也会引起血压高，所以缺钙的朋友们，要多喝酸奶啊！

酸奶里含有大量活性菌，可以帮助改善乳糖不耐受、便秘、腹泻、肠炎、幽门螺杆菌感染等病症。酸奶不仅可以提供益生菌，改善菌群肠道环境，还可以提高机体免疫力，改善人们的体型，这对胖子来说是一个好消息哦。

对于患有糖尿病的女性来说，阴道酵母菌感染是普遍问题。一项较小的研究发现，糖尿病女性患者慢性酵母菌感染，只要每天饮用200毫升甜味酸奶，就可以使阴道酸碱值从6.0降至4.0（正常值为4.0~4.5），并且酵母菌感染也能有所缓解。

酸奶还有一些众所周知的功效，比如助消化、防止便秘、降低胆固醇等。

市面上酸奶不仅品种琳琅满目，而且酸奶饮料也层出不穷，你很有可能会把不是酸奶的“酸奶”买回家。酸奶是由优质的牛奶经过乳酸菌发酵而成的，本质上属于牛奶的范畴；而酸奶饮料只是饮料的一种，不再是牛奶。二者的营养成分含量差别很大，千万别把酸奶饮料当酸奶喝，酸奶饮料不能代替牛奶和酸奶。

知乎上有人问：为什么一盒酸奶是8杯呢？

有人回答：人家是让你一天喝1杯，一周7杯，准备8杯是怕你哪天馋了可以多喝1杯，结果呢，你一天8杯还不够……

那么，一天喝多少酸奶才合适呢？早晚各一杯酸奶是最为理想的。但是有些人特别喜爱酸奶，往往在餐后大量喝酸奶，这可能造成体重增加。这是因为酸奶本身也含有一定热量，有的酸奶含糖量特别高，饭后喝酸奶就等于额外摄入这些热量，引起体重上升。对于健康人来说，每天喝一两杯，或者说，一天大约食用250~500克是比较合适的。最好饭后半小时到一小时饮用，可调节肠道菌群，对身体健康有利。

但酸奶不能多喝，另外它也有一些饮用上的禁忌。

（1）喝冰凉的酸奶，肠胃会很不舒服，但若把酸奶加热后饮用，又有人说加热会破坏营养。其实，酸奶是可以温热后饮用的。

（2）酸奶不可以随意搭配。酸奶和很多食物搭配起来都很不错，特别是早餐配着面包、点心，有干有稀，口感好还营养丰富。但千万不要和香肠、腊肉等高油脂的加工肉品一起食用，因为加工肉品内含有硝，也就是亚硝酸，会和酸奶中的胺形成亚硝胺，是致癌物。这点老外比我们落后多了，我曾亲眼看到很多德国的餐厅提供香肠和酸奶、酸奶油等早餐，现在想想还真有点不健康。说到这，我不禁要为我们的中华饮食文化点赞！

（3）酸奶还不宜和某些药物同服，如氯霉素、红霉素等抗生素、磺胺类药物等，它们可杀死或破坏酸奶中的乳酸菌。爱喝酸奶的人请记住，酸奶很适合与淀粉类的食物搭配食用，比如米饭、面条、包子、馒头、面包等。

还有一点需要注意，多喝酸奶并不能减肥。酸奶确实有一定的减肥效果，主要是因为它含有大量活性乳酸菌，能够有效地调节体内菌群平衡，促进胃肠蠕动，从而缓解便秘。而长期便秘和体重增加有一定的关系。而且酸奶还具有一定的饱腹感，轻微饥饿时喝一杯可以有效缓解迫切的食欲，从而减少下一餐的进餐量。

但是，含糖量高的酸奶喝多了还是会增加体重，最好选择标有脱脂和低热量字样的酸奶，虽然它们的味道不如全脂酸奶那么浓郁醇厚，可是热量低，不会使脂肪在体内很快堆积而发胖。

饥肠辘辘时最好不要拿酸奶充饥，空腹时胃内的酸度大（pH值是2），酸奶所特有的乳酸菌易被胃酸杀死，其保健作用会大大减弱。饭后1～2小时是喝酸奶的最佳时刻，因为这时胃液被稀释，胃内的酸碱度最适合乳酸菌生长。

当然，并不是每个人都适合喝酸奶。腹泻或其他肠道疾病患者在肠道损伤后喝酸奶时要谨慎，我见过喝酸奶喝伤了的患者，从此以后一喝酸奶就胃疼。1岁以下的小宝宝也不宜喝酸奶。糖尿病患者、动脉粥样硬化患者、胆囊炎和胰腺炎患者最好别喝含糖的全脂酸奶，否则容易加重病情。经常饮酒者、吸烟者、从事电脑操作者、便秘者、服用抗生素患者、骨质疏松患者、心血管疾病患者等最适合喝酸奶。

“菊花”常清洁，何处惹尘埃

大家都知道，肠道里有时候会有便便残留物，也就是人们常说的“宿便”。人人都希望自己肠道里干干净净、没有细菌，渴望瘦身的人更希望肠道里的一切垃圾全部被清除，那样就能身轻如燕。

很多人都有清洁肠道的意识，一般是吃点润肠通便和易消化的食物。也有一些心急的人会专门跑到医院里去灌肠。如果不是有意无意吃了危害生命的食物或者物品，一般人无须到医院去灌肠。

其实，医学从来没有忽略过对“菊花”的关爱。我见过一幅中世纪的令人瞠目结舌的画作：一个男人骑在扫把一样的东西上。他在干吗？难道他来自魔法学院，是哈利·波特的同学？并不是，他只是在享受灌肠。

灌肠是中世纪医疗和保健的主要手段之一，那时候，随便什么病都可以用灌肠来治疗。灌肠液的种类很多，有草药、有咖啡，甚至还有醋。灌肠的方式也五花八门，普通人的灌肠方式是用动物膀胱制成球囊，接上管子，以压力注入药液；贵族的灌肠方式是用漏斗或瓶子灌肠；后来，巨大的灌肠专用注射器出现了。当时的贵族们似乎非常享受灌肠的乐趣，灌肠成了最时尚的事情。

古时候的灌肠设备层出不穷，有的就像是酷刑工具。其实，以前还有一种“烟草灌肠法”曾经大行其道。这种方法是将烟草的烟雾吹入直肠，当时此法常用于抢救危重患者。这种方法有些“危险”，万一被灌肠的人肠腔压力较高，反向喷射，那就悲剧了。后来，聪明的人类发明了一套“鼓风”式灌肠设备，避免了以上尴尬局面的出现。

以前，结直肠的检查远比灌肠操作要麻烦得多。结直肠检查的难度很大，人类可以自己给自己灌肠，但是却没有办法自己检查“菊花”。“菊花”太紧，肛管很深，里面的通道黑暗无光，还有大便重重阻挠。

什么？你说有指检，要知道，指检手套出现之前，人们对指检抱有不接受态度。又有多少医生愿意赤手空拳地去捅别人的“菊花”呢？现在人们对于直肠指检还很害羞，有的人痔疮犯了，痛不欲生也不好意思上医院。记得有一次，一个实习医生给患者指检忘了戴指套，患者颤颤巍巍地问：“大夫，生戳啊？”

一次因病情需要，给一患者做直肠指检，已经非常轻柔了，患者还是大喊大叫，并且扭过头含着泪问我：“大夫，为什么这么疼啊？”我正准备好好安抚一下，这时患者的手机突然响了，电话彩铃恰好是郑智化的《水手》：“他说风雨中这点痛算什么，擦干泪不要问为什么……”

所以，我个人认为，在橡皮手套出现之前，人类对于徒手进行肛门操作是有心理障碍的，真正意义上的手指扩肛术确实是在十九世纪才出现的。1806年，德国人Bozzini发明了最早的内窥镜“Lichtleiter”，可以用于直肠检查。Lichtleiter依靠烧煤油的灯进行照明，在上方还有个烟囱。所以，这种内窥镜最大的问题就是灼伤。想象一下那种劲爆的场面：医生把这个冒着烟的东西插入患者屁股，患者不时被烫得发出杀猪般的嚎叫。经过了很多很多年，终于发展到今大的电子纤维结肠镜时代。被医生查“菊”，不再是太痛苦的事情。尽管这样，还有人拒绝做直肠指检，害怕做肠镜。比起古人受的罪，我们幸福到天上去了。

“菊花”本无恙，痔疮亦非病，本来无一物，何处惹尘埃。说了这么多，我们平时应该怎样护理“菊花”呢？尤其对于有痔疮、肛周脓肿、肛裂等疾病的患者来说，怎样呵护脆弱的“菊花”，才能让“她在丛中笑”呢？

这里有几个护“菊”小妙招。

（1）多做提肛运动。有的患者说，医生你给我示范一下提肛运动怎么做呗。呵呵，这个只能意会，不能言传，更不能以身示范。肛门排便时舒张，结束后自然闭合，这是肛门的自我休息和保健。我们可以利用这种生理现象，便后有意识地做3～5次收缩肛门的动作。在通常情况下，排便后肛管下端的皮肤往往向外翻，便后人为地增加收缩可有助于外翻部分恢复原状。有病态排便感的患者，在大便后肛门部的便意感仍不消失，有一种里急后重的感觉，通过肛门收缩运动，可以缩短便意的时间或使之消失。某些轻度脱垂的肛门直肠病，如轻度内痔脱出、轻度脱肛等，通过收缩运动可使脱出物容易缩回。另外，在用手纸擦肛门时可做适当的按揉和向上方托举动作，这对肛门的复原有好处。

（2）保持肛门干净、干燥。便后擦干净，最好买一个能够便后冲洗的马桶盖。

温水坐浴，把肛门置于温水内泡洗，也是肛门保健的方法之一。用坐浴的方法不仅可以洗净肛门部皮肤皱褶内的污物，而且能促进局部的血液循环，对保护肛门的清洁卫生和生理功能有重要作用。病重体弱不能蹲坐的患者可由别人帮助擦洗。人们在排便后，肛门周围皮肤的皱褶里常有一些用纸擦不净的细小粪便残渣，或在肛门排气后可带出少量滋水等。这些污物会刺激肛门引起瘙痒等肛门疾病，通过坐浴可以消除这些刺激因素，又能帮助恢复肛门部肌肉的疲劳和增强抵抗疾病的能力。痔疮手术后常常使用这一方法。肛门皮肤病可用中药煎水坐浴治疗。至于坐浴的方法，可大便后或每天晚上睡觉前坐浴，每次时间15～20分钟，要用温热水，不能太烫，以免烫伤皮肤。

坐浴时可配合使用药物，如肛门部潮湿，滋水、分泌物多时，可用1：5000的高锰酸钾水或稀明矾水坐浴；肛门部干裂疼痛时，可用0.5‰的新洁尔灭水坐浴。刺激性药水如酒精、来苏尔、肥皂水等都不应在坐浴时使用。

（3）热敷。将各种工具敷在肛门部，这是一种利用热能改善肛门部血液循环、降低局部张力、减轻疼痛、缓解病情的方法。常用的工具有热水袋、盐水瓶。另外，还可将黄沙、食盐炒热，用布袋包好后作局部热敷，也有同样效果。必要时亦可将有关中药浸湿隔水蒸后用布包好作局部热敷，可起到消炎、止痛、消肿的作用。

热敷有以下注意事项：肛门部热敷时可躺在床上进行，俯卧、侧卧均可，但一般侧卧较好。把热水袋紧贴在肛门部，不能坐在热水袋上，以免损坏。热水袋内装水不能太满，要留1/3左右空隙，并排除空隙部分的空气，拧紧口塞后再用，以防漏水和损坏热水袋。热敷时要注意防止烫伤，每次热敷时间一般不要超过1小时，每天可热敷2~3次。